《灵枢·官能》曰：「针所不为，灸之所宜。」古以来，艾灸、温通经络、温散寒、升阳举陷、防病保健等方起着重要作用，民间俗话亦说，要身体安，三常不干」「三灸不绝，一切病息」。

艾灸实用手册

主编 刘旭生 邓丽丽

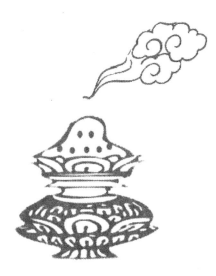

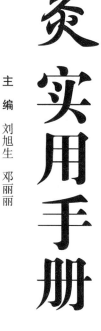

中国中医药出版社

·北京·

图书在版编目（CIP）数据

艾灸实用手册 / 刘旭生，邓丽丽主编 . —北京：中国中医药出版社，2017.3（2020.11 重印）

ISBN 978 – 7 – 5132 – 4014 – 7

Ⅰ . ①艾… Ⅱ . ①刘… ②邓… Ⅲ . ①艾灸—手册 Ⅳ . ① R245.81-62

中国版本图书馆 CIP 数据核字（2017）第 023753 号

中国中医药出版社出版

北京经济技术开发区科创十三街 31 号院二区 8 号楼
邮政编码 100176
传真 010 64405750
廊坊市晶艺印务有限公司印刷
各地新华书店经销

开本 710×1000 1/16 印张 13.5 字数 175 千字
2017 年 3 月第 1 版 2020 年 11 月第 3 次印刷
书号 ISBN 978 – 7 – 5132 – 4014 – 7

定价 50.00 元
网址 www.cptcm.com

如有印装质量问题请与本社出版部调换（010-64405510）
版权专有 侵权必究

社长热线 010 64405720
购书热线 010 64065415 010 64065413
微信服务号 zgzyycbs

书店网址 csln.net/qksd/
官方微博 http：//e.weibo.com/cptcm

淘宝天猫网址 http：//zgzyycbs.tmall.com

《艾灸实用手册》编委会

主　审　孙　健　林美珍

主　编　刘旭生　邓丽丽

副主编　（以姓氏拼音为序）

　　　　　邓特伟　林静霞　吴巧媚　吴一帆

编　委　（以姓氏拼音为序）

陈熳妮	陈敏军	蔡姣芝	戴玉韵
邓特伟	范玉珍	傅立哲	何嘉炜
胡杏平	黄家晟	黄丽梅	梁珏瑶
林静霞	刘　惠	刘　娟	刘　曦
刘杨晨	刘　宇	彭　鹿	秦新东
孙　健	唐　芳	王荣荣	王　韦
王怡琨	吴　萌	吴巧媚	吴一帆
肖舒静	徐健莹	杨丽明	曾　珊
张洁婷	张　艳	钟　滢	周春姣
邹　涛			

序

《灵枢·官能》曰："针所不为，灸之所宜。"自古以来，艾灸在温通经络、温经散寒、升阳举陷、防病保健等方面起着重要作用。民间俗话亦说"若要身体安，三里常不干"，"三里灸不绝，一切灾病息"。

艾灸历史源远流长，纵观其发展历程，可分为两个阶段，第一个是传统艾灸，第二个是现代艾灸。不论是传统艾灸还是现代艾灸都有其各自的特点、优势和不足之处。传统艾灸有效，但有烟（有毒），有火（不安全），某些灸法操作不方便（需要专业人士）；现代艾灸，虽无传统艾灸之弊病，但疗法较为单一。随着艾灸器具不断改良，艾灸治疗突破了传统静态被动式艾灸模式，解放了双手，在家庭亦能便利灸疗；其寓治疗、预防和保健于休闲之中，极大地减少了烟雾，充分发挥了艾灸疗效。本书结合传统艾灸与现代艾灸，并且在实践中不断总结，向广大读者介绍了可以在家庭中使用的各种灸疗器具及常见疾病的家庭灸疗的要点，简单、方便、实用、操作性强，可惠及广大人民群众。

艾灸作为一种外治法，操作简单，疗效确切，深受大众的喜爱。因而此书的推出，充分展示了应用传统中医特色技术治疗广大群众常见症状及进行养生保健的优势，也是适应中医药事业发展的需要，特别是把疾病的管理及预防保健更好地应用到日常生活中，从而更好地实现慢病管理走向家庭、走向社区。

本书主编及编委是一群在临床实践多年的中医工作者，具有丰富的中医临床思维及诊疗经验，善于应用中医理念及技术解决临床问题，本书也是他们的多年的中医临床实践经验的总结，集基本知识、器具推荐、症状处理、美容保健于一体，是一本值得推荐的实用灸疗手册。

广东省郭氏医学保健研究所所长
广东省中医院主任医师

2017 年 2 月 20 日

前　言

随着社会发展和现代化进程的加快，社会竞争不断加剧，生存压力不断增大，日益威胁着人们的身心健康，"亚健康"状态成为困扰现代人的突出问题，甚至可以引发多种疾病。我们作为一群热爱和从事传统医学的医务工作者，一直致力于寻求简单有效的治疗、保健方法，以促进大众健康，提高生活质量。而艾灸——作为中医传统特色疗法中的一种，可以免去吃药、打针的痛苦，简便易行，几乎人人都可掌握，且无毒副作用，已越来越多被大众所认可。

中医认为，人之所以生病，是因为经脉不通，阴阳失和。艾草属纯阳之性，艾灸可温经散寒，活血化瘀，扶阳固脱，防病保健。《医学入门》有云："凡病，药之不及，针之不到，必灸之。"艾灸不仅作用广泛，而且可以自行操作，在古代民间就有"家有艾火不求医"的说法。

本书主要讲述以下六个方面内容：第一章艾灸的概述，全面系统地介绍了艾灸的基础理论，让读者从艾灸的起源和发展开始了解艾灸；第二章艾灸常用经络及穴位，向读者介绍经络理论，教会读者如何辨别经络犯病，如何简单地进行穴位定位，并附有经络穴位图以供参考学习；第三章常见的灸疗器具，介绍艾灸的常用灸具，方便读者在实践中选用；第四章艾灸疗法的应用，讲述内科、外科、妇科、儿科等常见病的灸疗操作方法；第五章艾灸与养生，介绍了十大补血穴位及主要保健穴位，方便读者保健强身；第六章艾灸知识问答，解答实施艾灸过程中比较常见的问题，为读者答疑解惑，方便读者安全有效地实施艾灸。

《艾灸实用手册》通俗易懂，旨在让读者轻松掌握艾灸方法，帮助读者轻松调养，从而使更多人选择艾灸来养生保健、防病治病。因时间较仓促，书中疏漏之处在所难免，敬请各位专业人士及广大读者提出宝贵意见和建议，不胜感激！

特别鸣谢广州市艾工坊生物科技有限公司王韦总经理提供书中部分灸疗器具的图片。

编者

2017 年 2 月 18 日

目 录

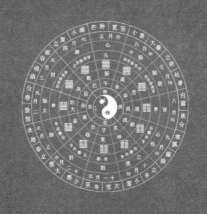

第一章 概 述

《灵枢·官能》
曰：「针所不为，
灸之所宜。」自
古以来，艾灸在
温通经络、温经
散寒、升阳举陷、
防病保健等方面
起着重要作用。
民间俗话亦说「若
要身体安，三里
常不干」「三里
灸不绝，一切灾
病息」。

第一节　灸疗的起源和发展

灸疗在我国有相当长的历史，起源于人们对火的发现与使用。在远古时代，距今2万年左右的"山顶洞人"，他们发现在烤食物过程中，有时火星会溅到身体上，溅到身体痛处后就会感觉疼痛明显减轻，于是人们就用火烤痛处的方法来减轻痛苦。久而久之，灸疗就产生了。但其具体起源于什么时候并无确切文献记载。

汉代许慎《说文解字》曰："灸，灼也，从火。""灸"古作"久"字，汉墓出土的《五十二病方》《阴阳十一脉灸经》《足臂十一脉灸经》《脉法》《武威汉墓医简》中均作"久"字，"久"后演变为"灸"字。在现存文献中，"灸"字在《庄子》中最早被提及。《庄子·盗跖》载孔子劝说柳下跖，碰了个大钉子，事后对柳下季说，"丘所谓无病而自灸也"，说明春秋时期灸疗已经被广泛应用。《本草备要》中载："艾叶苦辛，生温，熟热，纯阳之性，能通十二经，走三阴，理气血，逐寒湿，暖子宫，以之灸火能透诸经而除百病。"《孟子·离娄》中载："犹七年之病，求三年之艾也。"说明在春秋战国时期人们已经使用艾灸保健强身了。同时期的《灵枢·官能》中亦有"针所不为，灸之所宜"的记载。可见艾灸的作用甚至比针刺更广泛。

《黄帝内经》把灸法作为一个重要内容进行系统介绍，从灸疗的起源到各种灸法及其适应证均有论及，如"脏寒生满病，其治宜灸"。

汉代张仲景的《伤寒论》，主要讲述六经辨证和对应的方药汤剂，但对许多病证都有"可火""不可火""不可以火攻之"的记载，说明灸疗已有了适应证与禁忌证。在治疗少阴病方面，仲景十分重视灸治，如《伤寒论》说"少阴病，吐利，脉不至者，灸少阴七壮"等。《汉书·艺文志》中综合我国古代治病方法为"箴、石、汤、火"，说明火灼是古代治病四法之一。灸法在古代曾是给帝王、诸侯、将相治病诸法之上乘。

三国时期，曹操之子魏东平王曹翕著《曹氏灸方》七卷，此书是继先秦《足臂十一脉灸经》《阴阳十一脉灸经》之后的又一灸法专著。它较《足臂十一脉灸经》等书所载灸法孔穴增多，并具体记载了灸法禁忌的原因，显示了秦汉三国以来灸法的进步。

西晋皇甫谧编撰的《针灸甲乙经》是我国现存最早的针灸学专著，书中对艾灸专门化、系统化的论述，对针灸学的发展起了重要的推动作用。晋代葛洪著《肘后备急方》，对霍乱吐利以及急救等亦注重灸疗，强调了艾灸对传染病及急救的作用。

唐朝建有医科学校，并设有针刺艾灸科，由针博士教授，唐太宗又命甄权等人校订《明堂图》，做《明堂人形图》，足见其对针刺艾灸的重视。孙思邈撰集的《备急千金要方》《千金翼方》，提倡针刺艾灸并用，特别是他识真胆雄，注重灸量，施灸的壮数多至几百壮。在他的书中就有关于艾灸和药物结合运用于临床的记载，如隔蒜灸、豆豉灸、黄蜡灸、隔盐灸、黄土灸等。此时灸疗的方法已多样化，并有专门的处方。如崔知悌的《骨蒸病灸方》是专门介绍灸疗治痨病的，而《新集备急灸经》则是灸疗治急症的专论等。同时，在唐朝已有了"灸师"这一专门职称，这些都说明在盛唐时期，我国灸疗学已正式发展成为一门独立的学科。

宋代更加重视艾灸在医疗中的作用，并将艾灸列为十三科之一，使灸学有了进一步的发展。此外，宋代的医学书籍中还有"天灸"或"自灸"的记载，这是一种不同于温热刺激的另类施灸方法。宋代的《太平圣惠方》《普济本事方》以及《圣济总录》等医方书中更收集了大量的灸疗内容。艾灸发展到元代并没有停滞，《西方子明堂灸经》和《备急灸法》为灸学发展做出了巨大的贡献。

明代是灸疗的全盛时期，其间灸疗学家辈出，参照古代树枝灸的方法，又有"桑枝灸""桃枝灸""神针火灸"以及艾条灸和药条灸。此外，明代还有灯火灸的记载，是用灯草蘸油点火在病人皮肤上直接烧灼的一种灸法；还有利用铜镜集聚日光，作为施灸热源的所谓"阳燧灸"。明代医学家李时珍在《本草纲目》中曾有35处提到艾和艾灸的用途及灸法，这说明艾灸在当时已经得到广泛的应用。《医学入门》中提及"药之不及，针之不到，必须灸之"，临床实践证明，灸效不亚于针效。书中还记载了灸疗的补法和泻法的适应证。清代灸疗学发展到了一个新的高度。吴谦等人撰写的《医宗金鉴·刺灸心法要诀》用歌诀的形式表达刺灸的各种内容，便于初学和记诵。清代吴亦鼎的专著《神灸经纶》是我国历史上又一部灸疗学专著。明清时期，灸法已经成熟，我们现在用的所有灸法，如直接灸、间接灸（隔物灸）、灸器灸、雷火针、太乙神针等，在当时基本都已出现，且有明确记载。

新中国成立后，针灸在医疗、科研、教学等方面都得到了很大发展，各级中医院开设了针灸科，综合医院以及卫生院也开展了针灸医疗，全国以及各省市均先后建立了一批针灸研究机构，一部分中医学院还专设了针灸系。1984年，国务院正式批准筹建北京针灸学院。近年，为了继承发掘针灸疗法，卫生部（现国家卫生和计划生育委员会）组织人力对一批古典针灸著作进行校勘整理。

灸疗对世界医学也有很大影响。公元552年，陈文帝将《针灸甲乙经》赠送给日本钦明天皇，艾灸术从此开始在日本流传。公元562年秋，吴人知聪携《明堂图》等医书160卷越海东渡。之后，日本多次派人来我国学医。如公元608年9月，日本推古天皇遣药师惠日、倭汉直、福因等来中国学习医学。我国的医学传入朝鲜约在公元5世纪。公元692年，古朝鲜医学教育以《针灸甲乙经》《针经》《西方子明堂灸经》等教授学生。朝鲜和日本把针灸作为他们传统医学的重要部分保留至今。

以后针灸又传到东南亚、印度，以及欧洲。我国的针灸之花，现在已开放在世界五大洲一百多个国家和地区，成为世界医学的组成部分。目前国际上从事针灸医疗工作的人越来越多，日本等国还进行了灸疗的实验研究，并编纂了灸疗的专门书籍。

第二节　灸疗的材料和灸量

一、以艾叶为主的材料

灸的主要材料为艾叶。但因疾病的不同，常在艾叶中掺些药物再施灸。古代医家施灸材料多种多样。目前临床应用的施灸材料，主要是将艾绒做成大小不等的艾炷，有时可与药物掺和制成艾条。其他火热灸法还有用硫黄、黄蜡、烟草、灯心草、桑枝、桃枝等作为灸疗材料。非火热灸法尚有用毛茛叶、吴茱萸、斑蝥、白芥子、甘遂等作为灸疗材料。

二、艾叶的药性及作用

（一）艾叶的药性

艾叶性味苦、辛、温，归于肝、脾、肾经。

（二）艾叶的作用

艾叶的作用非常广泛，可以引用文献中的记载来概括艾的作用。《本草备要》中载："艾叶苦辛，生温，熟热，纯阳之性，能回垂绝之阳，通十二经，走三阴，理气血，逐寒湿，暖子宫……以之灸火，能透诸经而除百病。"《神灸经纶》云："夫灸取于火，以火性热而至速，体柔而用刚，能消阴翳，走而不守，善入脏腑，取艾之辛香作炷，能通十二经，入三阴，理气血，治百病，效如反掌。"艾既有易点燃的特点，又有治病引经的功能，所以被医家选作施灸材料。它宣理气血，温中逐冷，除湿开郁，生肌安胎，利阴气，暖子宫，杀蛔虫，能通十二经气血，回垂绝之元阳。用于内服，可治宫寒不孕、行经腹痛、崩漏带下；外用，能强壮元阳，温通经脉，祛风散寒，疏经活络，回阳救逆。现代研究认为，艾有温养细胞、改善循环，增强机体抵抗力，调整组织细胞器官功能的作用。

三、艾叶的选择

明代药物学家李时珍在《本草纲目》里说："凡用艾叶，须用陈久者，治令软细，谓之熟艾；若生艾，灸火则易伤人肌脉。"因此，必须用陈久的艾叶，而且越陈越好。古云"七年之病，必求三年之艾"，确有其理。因新艾含挥发油多，燃之不易熄灭，令人灼痛；陈艾则易燃易灭，可以减少灼痛之苦。

艾绒的粗细好坏，与施灸关系极大，务必考究。特别是直接灸，必须用极细之艾绒，最好买成品久贮之，密藏之。因艾绒最易受潮，用时晒干，以便点燃。艾绒的比例（出绒率）是评判绒细腻程度、品质高低的重要指标。比例越高，艾绒越细腻，燃烧时烟越轻和，火力越温和，穿透力越好，不伤经络，燃烧时艾灰不容易掉落。我国目前的提绒最高比例是35∶1，但30∶1就算极品了，它是30千克的艾叶，出1千克的艾绒。好的艾绒呈土黄色，气味芳香且清淡，摸起来柔软细腻，且容易抱团。

艾条一般选用15∶1的艾条。选择艾条应注意其端口紧实细腻，密实度好，即使把包装纸撕掉，也不会完全散掉。好的艾条，其绒细腻蓬松，燃烧速度较快，燃烧时烟是淡白色，火力柔和不烈，渗透力强；燃烧后的灰烬是灰白色的，摸起来细腻柔滑，不容易散落。

四、施灸的用量

《备急千金要方·针灸上》载："'黄帝曰：灸不三分，是谓徒冤。'炷务大也，小弱，炷乃小作之，以意商量。"虽然古人施灸，主张用大炷多壮法，但是孙思邈却郑重地提出小弱者必须权变。《医宗金鉴·刺灸心法要诀》载："凡灸诸病，必火足气到，始能求愈，然头与四肢皮肉浅薄，若并灸之，恐肌骨气血难堪，必分日灸之，或隔日灸之，其炷宜小，壮数宜少。有病必当灸巨阙、鸠尾者，必不可过三壮，艾炷如小麦，恐火气伤心也。背腰以下，皮肉深厚，艾炷宜大，壮数宜多，使火气到，始能去痼冷之疾也。"根据这些原则，凡少壮男子，新病体实的宜大炷多壮；妇孺老人，久病体弱的宜小炷少壮；头面四肢胸背皮薄肌少，灸炷均不宜大而多，腰腹皮厚肉深，不妨大炷多壮。若治风寒湿痹，上实下虚之疾，欲温通经络，祛散外邪，或引导气血下行时，不过三、五、七壮已足，炷亦不宜过大。但对沉寒结冷，元气将脱等证，需振扶阳气，温散寒结时，则须大炷多壮，尤其在救急之时，甚至不计壮数，须至阳回脉起为止。艾炷壮数区别见表1-1。

表1-1　艾炷壮数区别

	大炷多壮	小炷少壮
体质	少壮男子，新病体实	妇孺老人，久病体弱
部位	腰腹以下，皮肉深厚处	头胸四肢，皮肉浅薄处
病情	元气欲脱，沉寒结冷	风寒湿痹，上实下虚

日本针灸学家本间祥在他所著的《经络治疗讲话》里说："如能用最小的治疗量（刺激量）而能收获最大的效果，乃最理想之

事，也是医生最艰苦最近费心之事，因此，用的艾炷与壮数不一。艾炷之大小，由拇指头大之打脓灸起，而豌豆大、黄豆大、小豆大、半米粒大，至艾丝为止。其壮数则由数百壮而年壮（年龄几岁灸几壮）、10 壮、5 壮、3 壮，至 1 壮为止。依据是以知觉感受敏钝、老幼、男女、胖瘦、体力劳动与脑力劳动、城市人和农村人、营养程度、治疗经验有无、慢性病与急性病、麻痹和亢进、寒与热、炎症性疾患等区别使用艾炷之大小。"

第三节　艾灸的作用

艾是灸疗最主要的原材料。艾灸能防病保健，温经散寒，扶阳固脱，消瘀散结，引热外行。艾灸在我国已有上千年的历史，其治疗效果已经为无数临床实践所证实。国内外研究普遍认为经络腧穴与艾灸理化作用的有机结合产生了灸法的综合效应。

一、艾灸的作用原理

（一）艾灸的药理作用

《本草纲目》记载：艾以叶入药，性温、味苦、无毒、纯阳之性，通十二经，具回阳、理气血、逐湿寒、止血安胎等功效。虽然在灸治过程中艾叶进行了燃烧，但药性犹存，其药性可通过体表穴位进入体内，渗透诸经，起到治疗作用；艾烟又可通过呼吸进入机体，起到扶正祛邪、通经活络、醒脑安神的作用；对位于体表之邪还可直接杀灭，从而起到治疗皮肤病变和预防疾病的作用。现代研究表明，艾灸具有抗菌、抗病毒、抗过敏、调节机体功能、预防衰老等作用。

（二）艾灸的物理作用

现代研究认为，艾灸燃烧时产生热效应，燃烧艾绒时辐射能谱不仅具有热辐射——远红外辐射，而且还具有近红外辐射，艾灸的近红外辐射能谱占主要部分。艾灸时的红外线辐射，既可为机体细胞代谢活动、免疫功能提供必需的能量，也为能量缺乏的病态细胞提供活化能，并有利于生物大分子氢键偶极子产生受激共振，从而产生"得气感"；同时又可借助反馈调节机制，纠正病理状态下的能量信息代谢的紊乱，调控机体免疫功能。而艾灸施于穴位，其近红外辐射具有较高的穿透能力，可通过经络系统，更好地将能量送至病灶而起作用，说明了穴位具有辐射共振吸收功能。

（三）经络腧穴与艾灸理化作用的有机结合，产生了灸法的"综合效应"

经络是一个多层次、多功能、多形态的调控系统。因此在穴位上施灸时，由于艾火的温热刺激，产生相互激发、相互协同、作用叠加的结果，导致生理上的放大效应。西医学研究表明，艾灸有温养细胞，促进细胞新陈代谢，改善循环，增加抗体，改变血液成分，调整组织器官的平衡功能。

二、艾灸的作用效果

（一）局部治疗

艾灸对施灸部位的作用主要通过药理效应和物理效应产生。艾灸产生热量，对局部皮肤形成轻微损伤，表现出皮肤微红。适当的创伤起到显著的效果，这也是艾灸的特殊之处。清代李守先在《针灸易学》中说道，"灸疮必发，去病如把抓"。为了安全起见，艾灸至穴位皮肤微微发红又不至于起疱即可。

艾灸能治疗皮肤外伤性感染，艾烟中的挥发油敷在伤口表面，形成一层黄色油状保护膜，发挥抑菌杀菌作用的同时，保护伤口再受污染。但是，不能在伤口表面直接灸，可以适当在伤口周围或者悬浮在伤口上面施灸。

艾灸还可以通过加快血流速度，改善局部的血液循环，适用于手指甲襞微循环阻塞和静脉血栓患者。

（二）调节人体代谢能力

艾灸有调节血脂、抗动脉粥样硬化和保护血管的作用，能预防高血脂、高血压和冠心病，减少心脑血管病变。

（三）调节免疫功能

艾灸能够调节免疫功能，起到延年益寿的作用。也能够充分调动人体潜能，启动保护机制，减轻伤害性刺激对人体带来的损伤，例如对于小儿哮喘、过敏性鼻炎、荨麻疹等过敏性疾病中属虚寒性质的，通过振奋人体阳气，可使免疫机制达到平衡。

（四）改善血液循环

艾灸对穴位的刺激作用，能够激活血管的活性，改善血液循环，即活血化瘀。大部分女性之所以会痛经，就是由于气血不通，同时表现出经血色黑、有血块，在经前和经期对下腹部进行艾灸可以缓解经期疼痛。除此，艾灸对糖尿病足微血管病变也具有一定的疗效，可以减轻患者肢体的疼痛，改善皮肤色泽，增强行走能力。

第四节　艾灸的宜忌与注意事项

一、艾灸的适应证

李梴《医学入门》上说："寒热虚实，均可灸之。"可见灸疗的适应证与针刺、药物同样是十分广泛的，内、外、妇、儿各科急、慢性疾病，不论寒热、虚实、表里、阴阳都有艾灸疗法的适应证。总的原则是阴、里、虚、寒证多灸；阳、表、实、热证少灸。但有些实热证、急性病，如疔痈疮毒、虚脱、厥逆等，也可选用灸法。凡属慢性久病，阳气衰弱，风寒湿痹，麻木萎软，疮疡瘰疬久不收口，则非灸不为功。灸法亦可用于回阳救逆、固脱，如腹泻、脉伏、指冷、晕厥、休克可急灸之，令脉起温。归纳起来，艾灸的功能及适应证有以下几个方面。

（1）温经散寒，活血，通痹止痛。用于治疗寒凝血滞、经络痹阻引起的各种病症，如风寒湿痹、痛经、经闭、寒疝腹痛等。

（2）疏风解表，温中散寒。用于治疗外感风寒表证及中焦虚寒呕吐、腹痛、泄泻等。

（3）温阳补虚，回阳固脱。用于治疗脾肾阳虚，元气暴脱之证，如久泄、久痢、遗尿、遗精、阳痿、早泄、虚脱、休克等。

（4）补中益气，升阳举陷。用于治疗气虚下陷、脏器下垂之证，如胃下垂、肾下垂、子宫脱垂、脱肛等。

（5）消瘀散结，拔毒泄热。用于治疗外科疮疡初起，以及瘰疬等。用于疮疡溃久不愈，有促进愈合、生肌长肉的作用。

（6）降逆下气。用于治疗气逆上冲的病证，如脚气冲心、肝阳上升之证可灸涌泉治之。

（7）防病保健。灸疗用于防病保健有着悠久的历史。《千金要方·针灸上》说："凡入吴蜀地游官，体上常须三两处灸之，勿令疮暂瘥，则瘴疠温疟毒气不能著人也。"《扁鹊心书·须识扶阳》说："人于无病时，常灸关元、气海、命中、中脘，虽未得长生，亦可保百余年寿矣。"由此可以看出，我们祖先早已十分重视艾灸在防病保健方面的作用。

二、艾灸的禁忌

灸法在解剖部位上的禁忌，古代文献记载很不一致。古代文献记载灸法禁忌颇多，如日月、时辰、食物、气候、临时情况等均有禁忌，《针灸大成》载禁忌的穴位就有45个，《医宗金鉴》记载的禁忌穴位有47个，《针灸集成》载有禁忌穴位49个之多。从现代知识来看，有些是不需要禁忌的，在某些原来禁灸的穴位上施灸，反而有切实的效果。如鸠尾治癫痫，隐白治血崩，心俞治夜梦遗精，少商治鼻衄，犊鼻治关节炎等。但有些禁忌是有道理的，如哑门、睛明、攒竹、人迎等穴不宜灸。

（一）施灸的禁忌部位

凡颜面部不用直接灸法，以防形成瘢痕，影响美观。《肘后备急方》也主张面部勿烧伤："口喎僻者，灸口吻，口横纹间，觉火热便去艾，即愈，勿尽艾，尽艾则太过。"关节活动处不宜用瘢痕灸，以防化脓、溃烂，不宜愈合。此外，大动脉处、心脏部位、静脉血管、肌腱潜在部位，妊娠妇女的腰骶部、下腹部以及乳头，阴部、睾丸等处均不宜施灸。以上不过略举大概，如用变通办法，用艾卷灸、间接灸等，则有些部位可温灸。如遇急病、危症，应灵活机动，酌情施行，不可拘泥。

（二）禁灸病症

灸疗主要借温热刺激来治疗疾病。因此，对于外感温病、阴虚内热、实热证一般不宜施灸。另外，传染病、高热、昏迷、抽搐，或极度衰竭，形瘦骨立，呈恶病质之垂危状态，自身已无调节能力者，亦不宜施灸。

（三）禁忌人群

一般空腹、过劳、过饱、过饥、醉酒、大渴、大惊、大恐、大怒者、极度疲劳和对灸法恐惧者，应慎用艾灸。不宜在风雨雷电、奇寒盛暑、大汗淋漓、妇女经期之际施灸（治大出血例外）。

三、艾灸的注意事项

艾灸疗法虽易于掌握，但在临床具体应用时，如不加以注意，就有发生事故的可能，故在施灸时必须注意以下几点。

（一）灸法与消毒

在施灸时，无论采用哪种灸法，都必须防止艾炷滚翻，艾火脱落，引起烧伤。对于局部感觉迟钝或知觉消失的患者，应防止过热烫伤；防止烧伤后起疱化脓，遗留瘢痕，尤其在颜面部施灸时应特别注意。施灸后皮肤处出现红晕是正常现象。若艾火热力过强，施灸过重，皮肤发生水疱时应予以适当处理。如水疱不大，只要注意不被擦破，几日后即可吸收而愈；水疱较大者，可用无菌针沿皮穿刺，放出水液，外用无菌敷料保护，数日内即可痊愈。在皮肤上施灸，一般对消毒要求不太严格，不过直接灸时，应用75%乙醇棉球消毒，擦拭干净，面积要大些，防止灸后皮肤破溃，继发感染。至于灸的原料，则不需要消毒，只需将艾绒晒干即可。

（二）晕灸的防治

晕灸者虽罕见，但也会发生。发生晕灸时和晕针一样，也会出现突然头晕、眼花、恶心、颜面苍白、脉细手冷、血压降低、心慌出汗，甚至晕倒等症状。多系初次施灸、空腹疲劳、恐惧、体弱、姿势不当、艾炷过大、刺激过重所致。一经发现，要立即停灸，平卧，急灸足三里3～5壮可解，一般无危险。但应注意施灸的禁忌，做好预防工作，在施灸中不断留心观察，争取早发现早处理，防止晕灸。

（三）要耐心长期施灸，勿急于求成

使用灸法要有耐心。"灸"从"久"，必须长期坚持下去；艾炷宜小些，宁可多灸几次，以免苦楚不堪，使人畏惧，而不愿意接受灸法。必须耐心长期灸下去才能收效。

（四）施灸的时间

上午、下午均可，一般阴晴天也不须避忌。失眠症可在睡前施灸。出血性疾病，随时灸之。止血后还应继续施灸一段时间，以免复发。或依病情何时发病就在何时施灸，或按子午流注每日十二时辰配合脏腑腧穴施灸。

（五）施灸不良反应

一般无严重不良反应。但由于体质和病状不同，开始施灸可能引起发热、疲倦、口干、全身不适等反应，一般不需顾虑，继续施灸即能消失。必要时可以延长间隔时间。如发生口渴、便秘、尿黄等症状，可服中药加味增液汤。处方：生地黄、麦冬、玄参、肉苁蓉各15g，水煎服。

（六）关于灸后注意问题

凡非化脓性灸，可以正常洗澡。如有灸疮，擦澡时则应小心疮面，不要过久浸泡，当心洗脱灸痂。注意食物忌生冷、辛辣之物，以减少返病现象。

（七）施灸配穴的原则

凡灸上部以后，多在下部配穴灸之，以引热力下行。凡是全身性和内脏疾患，或做健身灸，都是双侧取穴。局部病变或一侧肢体的病变，只取一侧的穴位。凡初次施灸，必须注意掌握刺激量，一般原则是：其壮数先少后多，其艾炷先小后大，逐渐增加，不可突然大剂量施灸。

（八）施灸穴位的选择

杨继洲说："故三百六十五络，所以言其烦也，而非要也；十二经穴，所以言其法也，而非会也。总而言之，则人身之气有阴阳，而阴阳之运有经络，循其经而按之，则气有连属，而穴无不正，疾无不除……故不得其要，虽取穴之多，亦无以济人；苟得其要，则虽会通之简，亦足以成功，惟在善灸者加之意焉耳。"可见选用经穴在于精要、准确，而不在杂乱过多。所以，取穴要准，用穴要精，操作要巧，配穴要妙。近代针灸学家承淡安主张："取穴中肯，精简疏针，灸穴勿多，热足气匀。"也就是说取穴必须准确，用针要精简，灸穴勿太多，热力应充足，切勿乱刺暴戾使人难耐，这是很有道理的。一般来说，每次施灸多以 2～3 穴为好；如根据症状所需穴位较多，可分期分批轮流选用。

第五节　艾灸的体位和顺序

一、艾灸的体位

施灸前根据病情选好穴位，并按照施灸部位采取固定、舒适，且能坚持较长时间的体位。《备急千金要方》有云："凡点灸法，皆须平直，四肢勿使倾侧。灸时孔穴不正，无益于事，徒破肉皮耳。若坐点则坐灸之，卧点则卧灸之，立点则立灸之，反此亦不得其穴矣。"《西方子明堂灸经》也说："须得身体平直，勿令蜷缩，坐点勿令俯仰，立点勿令倾侧。"在施灸之前，先量点腧穴，以墨记之，然后将艾炷置于穴上，安放平正，再点火施灸。因此，在施灸时必须点穴准确，而且体位要舒适自然。因为灸法治疗时间长，特别是直接灸，往往需多次反复地施灸，如取穴不准，体位不当，不仅会降低灸效，而且还会给患者带来痛苦。部分重症和体力衰弱的病人，体位的选择更为重要。如体质虚弱或精神紧张者要采用卧位。而不舒服的体位，在操作期间，往往可因病人移动肢体而引起意外。因此，选择适当的体位，具有重要的临床意义。选择体位应注意下列几点：

（1）选择体位以医者能正确取穴，操作方便，病人肢体舒适，并能持久为原则。

（2）在可能的情况下，尽量采取一种能将施灸部位暴露于外的体位。

（3）由于治疗的需要和某些穴位的特点而必须采取不同的体位时，应根据病人的体质和病情灵活掌握。

（4）灸疗操作时，一般可采取卧位，尤其对于体质虚弱、精神过度紧张的初诊病人。

（5）嘱病人尽量把肢体放得舒服自然，在施灸时不可随便移动，以免艾炷倾倒。

（6）在天气寒冷，室温较低时，灸疗操作宜注意减少皮肤的暴露面，或适当减少灸疗时间，以防受凉。

常用的体位姿势有：

仰靠坐位（图1-1）——适用于头面、颈前和上胸部的穴位。

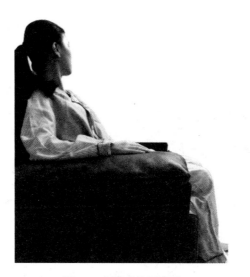

图1-1 仰靠坐位示意图

俯伏坐位（图1-2）——适用于头顶、后项和背部的穴位。

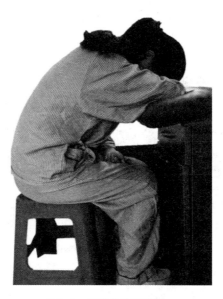

图1-2 俯伏坐位示意图

侧卧位（图1-3）——适用于侧身部以少阳经为主的穴位。

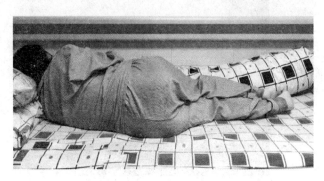

图1-3　侧卧位示意图

仰卧位（图1-4）——适用于胸腹部以任脉、足三阴经、阳明经为主的穴位。

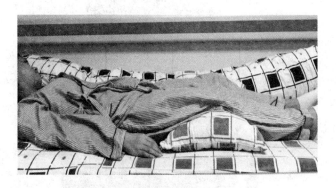

图1-4　仰卧位示意图

俯卧位（图1-5）——适用于背腰部以督脉、太阳经为主的穴位。

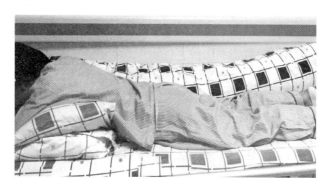

图1-5　俯卧位示意图

在坐位和卧位的基础上，根据取穴的要求，四肢可放置在适当的屈伸姿势，如：

仰掌式——适用于上肢屈（掌）侧（手三阴经）的穴位，即在仰卧位的基础上手掌掌心向上至于头顶。

曲肘式——适用于上肢伸（背）侧（手三阳经）的穴位，即在坐位的基础上手握半拳，拳眼向上，上肢屈肘展臂置于体侧。

屈膝式——适用于下肢内外侧和膝关节处的穴位，即屈膝而坐或在卧位的基础上屈膝外展下肢。

二、艾灸的顺序

《备急千金要方·针灸上》说："凡灸当先阳后阴，言从头向左而渐下，次后从头向右而渐下，先上后下。"《西方子明堂灸经》说："先灸上，后灸下，先灸少，后灸多，宜慎之。"这就是说施灸的顺序。总的原则就是"先上后下，先少后多"。如果上、下、前、后都有配穴，应先灸阳经，后灸阴经；先上后下也就是先背部，后胸腹，先头身，后四肢，依次进行。取其从阳引阴而无亢盛之弊，所以不可颠倒乱灸。如果不讲次序，后灸头面，往往有面热、咽干、口燥等后遗症或不舒适的感觉。即便无此反应，也应当从上往下灸，循序不乱，可免得病人反复改变姿势。先少后多目的是使艾炷的火力由弱渐强，以便病人易于耐受。需灸多壮者，必须由少逐次增加，或者分次灸之。需用大炷者，可先用小艾炷灸起，每壮递增之，或者用小炷多壮法代替之。

第六节　艾灸的方法

一、艾条灸

将艾条（或药艾条）一端点燃，对准欲灸穴位或部位的艾灸方法，即为艾条灸。根据施灸过程中的手法不同，又分为艾条温和灸、雀啄灸、熨热灸、雷火神针灸、太乙神针灸等。

（一）温和灸（图1-6）

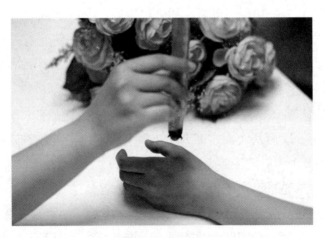

图1-6　温和灸

将艾条的一端点燃，靠近施灸穴位的皮肤2cm左右，受灸者感到温热舒适时，可固定不移，直至皮肤出现红晕，时间10～15分钟。为了保持艾条与皮肤的距离固定不移，防止烫伤，减轻施术者的疲劳，施术者可用拇指、食指、中指持艾卷，手掌放于施灸穴位附近的皮肤上，作为支撑点，每次可灸3～5次。

（二）雀啄灸（图1-7）

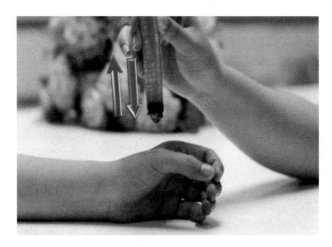

图1-7　雀啄灸

将艾条的一端点燃，对准施灸的穴位或部位，类似小鸟啄食一样，一起一落时近时远的方式进行施灸。每次起落艾条与皮肤之间的距离为2～5cm、时间一般为5～10分钟，以皮肤红晕为度，每次灸1～3穴。雀啄灸热力较温和灸猛烈得多，为艾条灸之泻法，所以常用于各种实证的治疗。

（三）回旋灸（图1-8）

回旋灸又称为熨热灸，将艾条一端点燃，在施灸的穴位或患处，艾条与皮肤之间距离为2～3cm，平行往复（类似熨衣服）进行回旋施灸，时间为20～30分钟。回旋灸也为艾条灸之泻法，所以也常用于各种实证的治疗。由于灸治的范围大，所以还常用于较大面积的风湿痛、软组织损伤、皮肤病等。

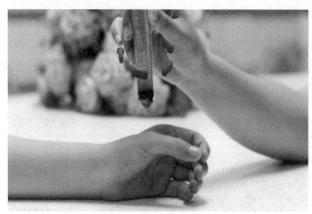

图1-8　回旋灸

（四）雷火神针灸（图1-9）

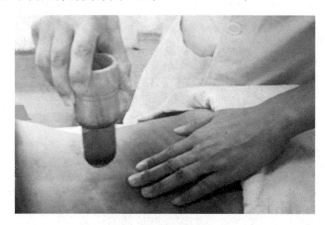

图1-9　雷火神针灸

在所灸的穴位上，覆盖几层棉纸或 5 ～ 7 层棉布，然后点燃艾条的一端，紧按在穴位上，稍留 1 ～ 2 秒即可；另一种方法是将艾条点燃后，用 7 层棉布包裹已燃的艾条再紧按在穴位上。上述两种方法均可在所要施灸的穴位上灸按 5 ～ 10 次，如果受灸者感到灼烫，可将艾条略提起，等热减后再重复灸。若艾火熄灭或冷却，可重新点燃再灸。

雷火神针灸药物配方有以下几种：

（1）《本草纲目》方：艾绒50g，乳香3g，没药3g，麝香1.5g，硫黄3g，雄黄3g，川乌3g，草乌3g，桃树皮3g。

（2）《针灸大成》方：艾绒60g，乳香9g，麝香少许，沉香9g，木香9g，茵陈9g，干姜9g。

（3）《种福堂公选良方》方：艾绒若干，乳香9g，没药9g，麝香3g，木香3g，大茴香3g，白芷3g，肉桂3g，附子3g，羌活3g，独活3g，川乌3g，茯苓3g，猪苓3g，泽泻3g，穿山甲3g，苍耳子9g。

（五）太乙神针灸

太乙神针灸是从雷火神针灸的基础上发展起来的，具体操作方法为：将两支太乙针同时点燃，一支备用，一支用10层面纸包裹，紧按选定的施灸穴位。如受灸者感觉太烫，可将艾条略提起，等热减再灸，如此反复施行。如火熄、冷却，可改用备用的药艾条同法施灸。另一支重新点燃灸之。如此反复施灸，每穴按灸10次左右。

太乙神针灸药物配方有以下几种：

（1）《太乙神针》中：艾绒90g，乳香、没药、丁香、松香、麝香、雄黄、穿山甲、桂枝、杜仲、枳壳、皂角、细辛、川芎、独活各3g，硫黄6g。

（2）《针灸逢源》中：艾绒60g，乳香、没药、硫黄、雄黄、穿山甲、草乌、川乌、桃树皮各3g，麝香0.9g。

（3）《太乙神针集解》中：艾绒30g，乳香、没药、松香、丁香、麝香、雄黄、穿山甲、桂枝、杜仲、枳壳、皂角、细辛、川芎、独活、白芷、全蝎各3g，硫黄6g。

二、艾炷灸

将艾绒捏紧成规格大小适宜的圆锥形艾炷，然后点燃施灸，称为艾炷灸。每燃烧一个艾炷，称为一壮。施灸的方法分直接灸、间接灸、温针灸和温灸器灸。

（一）直接灸

直接灸是将艾炷直接放在穴位所在的皮肤上施灸。若施灸时需将皮肤烧伤化脓，愈后留有瘢痕者，称为瘢痕灸；若不使皮肤烧伤化脓，不留瘢痕者，称为无瘢痕灸。

1. 瘢痕灸（图 1-10）

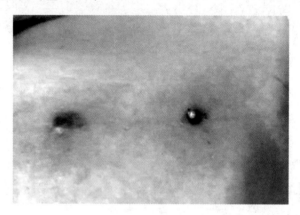

图1-10　瘢痕灸

瘢痕灸又称化脓灸，先将施灸部位涂上少量凡士林或大蒜汁，上置艾炷，用线香点燃，待艾炷燃尽，除去灰烬，复加艾炷再灸，一般灸 5～10 壮，灸时疼痛剧烈。术者可用手在灸部轻轻拍打，以缓解疼痛。灸后起水疱，化脓并留有瘢痕，故名为化脓灸、瘢痕灸。瘢痕灸主要对一些慢性疾病疗效比较显著，如哮喘、肺痨、瘰疬、胃脘痛、癫痫、阳痿、脉管炎、痹症、月经不调、痛经等，还可预防高血压病、中风，进行强身保健等。

瘢痕灸操作比较简便，稍加训练也能掌握。为了减轻灼痛，提高疗效，特提出以下几点注意事项：

（1）施灸以食后 1 小时为宜。

（2）瘢痕灸操作时间较长，每灸 1 壮 3～5 分钟，如灸 7 壮约 30 分钟。故施灸时应注意：①术者要集中精力操作，并用漫谈方式，分散受灸者注意力，减轻施灸灼痛，灸完一穴，休息10分钟再灸第二穴。若施灸时发现受灸者恶心、头晕、面色苍白等晕灸症状时，应立即把艾火熄灭，停止施灸，嘱受灸者仰卧，头放低。若症状不减，再刺人中、少商、合谷、足三里穴，或饮温茶。②配穴施灸，每次灸穴不必太多，一般每次灸2～5穴为宜。③受灸者若有轻微灼痛时，体位不能改变，手不能搔摸，以防艾炷脱落，烧灼皮肤或烧毁衣物。④施灸完毕后，用棉球将灸处擦拭干净，在灸穴皮肤上敷贴清水膏药，可每天换贴1次。数天后，灸穴皮肤逐渐出现无菌性化脓反应，如脓液多，膏药可每日更换2～4次，约经30天后，灸疮结痂脱落，局部留有瘢痕。在灸疮化脓时，须注意局部清洁，避免污染。

附：清水膏药的组成、制法和用法

①药物组成：香油500g，广丹120～180g。

②制法：将香油放入铁锅内，用火加热至油滴入水，水成珠，下沉至锅底为准，将油锅离火放广丹，搅匀则药成，再将此膏药用竹棒推在油纸上，即为清水膏或叫灸疮膏。

③用法：灸后，将火柴燃着把膏药烤熔、烤软，贴在灸疮上。

2. 无瘢痕灸（图1-11）

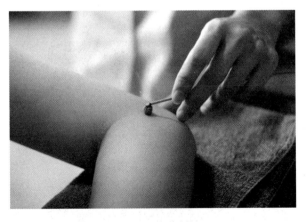

图1-11　无瘢痕灸

无瘢痕灸又称艾炷非化脓灸。先将施灸穴位或部位涂上少量凡士林或大蒜汁，上置艾炷，用线香点燃，当艾炷燃至一半左右，病人感到灼热时取掉，更换艾炷再灸，一般灸3～7壮，以灸至局部皮肤红晕，且无明显灼伤为度，因以麦粒大的小艾炷施灸，也称麦粒灸。主要适用于各种虚证，如眩晕、脱肛、胃下垂、子宫脱垂等，也可用于不愿接受瘢痕灸的受灸者。

艾炷非化脓灸，操作比较简单，稍加训练即可掌握。为了提高疗效，特提出以下几点：

（1）每次取穴不宜太多，一般3～7穴即可。

（2）对昏迷者、肌肉麻痹者及小儿应特别注意，以免烫伤皮肤。

（二）间接灸

间接灸又称隔物灸。根据不同的病、证，选用不同的间隔物。其方法是施灸时，艾炷不直接置于皮肤上，而是在皮肤与艾炷之间加上间隔物。根据所隔药物的不同，又分为多种灸法：中间以生姜作隔的，叫隔姜灸；中间以蒜作隔的，叫隔蒜灸；中间以盐作隔的，叫隔盐灸等。间接灸火力温和，同时具有艾灸和所加间隔物的双重作用。其机理主要看其中所添加的间隔物的性质而决定补泻，如隔姜灸、附子饼隔物灸可以加强其温阳补益的作用，多用于补虚助阳。

1. 隔姜灸（图1-12）

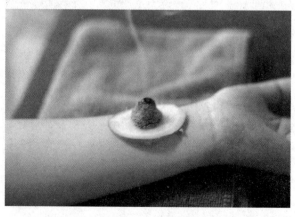

图1-12　隔姜灸

根据不同的选穴，采取相应的舒适体位。将鲜姜切成0.3～0.4cm厚的姜片，姜片上用针扎5～10个小孔，再将姜片放在选好的穴位或部位上，上面放置艾炷，用线香点燃，当患者感到灼烫时，将艾炷立即去掉，再换新艾炷继续灸之。每穴灸3～9壮，换艾炷不换姜片。生姜性温味辛，生用发散，熟用温中，具有温中散寒、祛风止痛之功效，故用艾炷隔姜灸，适用于一切虚性、寒性之病症，如呕吐、腹痛、痛经、腹泻、面瘫、风疹、不育、痹痛等。

艾炷隔姜灸的生姜应洗净，晾干，选择新鲜者切片，所切姜片不能太厚，也不能太薄，否则传热太慢或太快，以致烧伤皮肤。姜片务必用针扎上几个小孔，有助于艾炷的热气传到皮肤。患者感到灼热时，应立即将艾炷去掉，以免烧伤。

2. 隔蒜灸（图1-13）

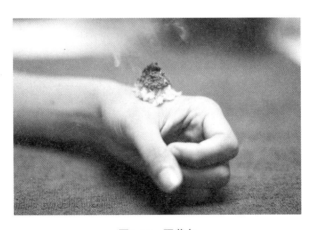

图1-13　隔蒜灸

用新鲜大蒜（大瓣者为宜、独头蒜更佳）切片，所切蒜片厚为0.3～0.4cm，用针在蒜片上扎5～10个小孔，将制好的蒜片放在选好的穴位或部位上，置上艾炷，用线香将艾炷点燃施灸。当患者感到局部灼烫时，立即将艾炷去掉，更换新的艾炷继续灸之，每穴灸3～9壮，换艾炷不换蒜片。大蒜有抗炎灭菌、清解毒邪的作用，故隔蒜灸有较强的消炎解毒之功效，常用于肺痨、瘰疬、乳痈、疔疖、带状疱疹、风疹等病症。

3. 隔盐灸（图1-14）

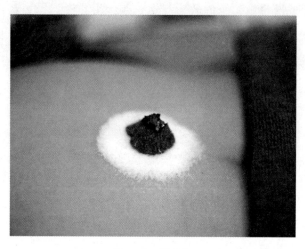

图1-14　隔盐灸

患者采取仰卧位，将干燥纯净的食盐用铁锅炒热，取适量热盐（不可过热）放入神阙穴（即脐中），使之与脐平，上置大号艾炷，再用线香点燃。待患者感到灼热时，将艾炷立即去掉，再换新艾炷继续灸之。一般灸3～9壮，换艾炷不换盐，1天灸1～2次。对于一些急症，可根据病情多灸，不拘壮数。近年来，国内针灸学者对传统的隔盐灸之选穴和适应证等均有所发展，选穴已从神阙穴发展到其他腧穴。盐性味寒咸，具有清心泻火、滋肾润燥之功，与艾灸灸同用又可温补元阳，健运脾胃，复苏固脱。所以临床多用于治疗虚寒证，如腹泻、子宫脱垂、脱肛、胃下垂、肾下垂、产后尿潴留、阳痿、不育、休克，以及中暑等。施灸过程中应注意食盐在火的作用下，可出现火爆现象，从而引起烫伤，可在行艾炷隔盐灸时，在盐上放置鲜姜片（姜片情况同隔姜灸）可避免烫伤皮肤。

4. 隔附子饼灸（图1-15）

将中药附子研成细末，用酒将其做成小硬币大、厚0.3～0.4cm的附子饼，用针刺5～10个小孔，置于施灸的穴位或部位上，上放艾

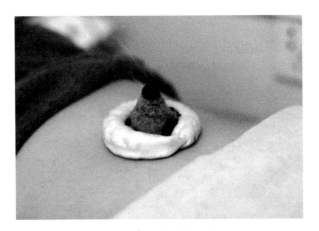

图1-15　隔附子饼灸

炷，用线香点燃，当局部皮肤感到灼热时，换艾炷再灸，以局部皮
肤红润为度，每穴灸5～8壮。中药附子为大辛大热之品，具有回
阳救逆、散寒止痛之功效，所以艾炷隔附子饼灸多用于治疗寒证、
虚证、痛证及阳气暴脱等病症，如老年人排尿不尽、小儿遗尿、阳
痿、早泄、痛经、腹痛、胃痛、腹泻、休克、疮痈久不收口等。

5. 隔胡椒饼灸（图 1-16）

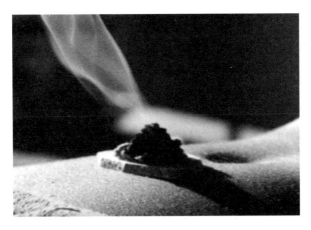

图1-16　隔胡椒饼灸

将胡椒研成细末，用酒和匀，做成小硬币大、0.3～0.4cm厚
的胡椒饼，用针刺5～10个小孔，置于施灸的穴位或部位上，上

置艾炷，用线香点燃。当病人局部有灼热感时，换艾炷再灸，以施灸部位皮肤红润为度，一般每穴灸5～8壮。胡椒性味辛热，有行气活血、温通经脉之作用。艾炷隔胡椒饼灸主要用于治疗痛经、经闭、胃痛等经脉闭塞不通所致的病症。

（三）温针灸（图1-17）

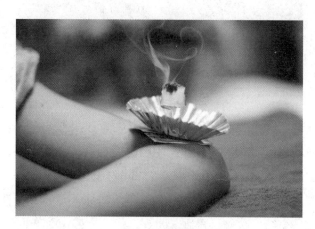

图1-17　温针灸

温针灸是针刺与艾灸有机结合的综合施术方法。首先用毫针行针刺，得气（即有了酸、麻、沉、胀等针感）后留针，将橄榄大的艾绒团捏在针柄上，或将一段1～2cm长艾条穿在针柄上，使艾绒与皮肤保持3～5cm距离，点燃艾绒，使热力透入皮肤。一般每穴灸2～3壮。注意艾绒的点燃应从下方开始，这样热力比较均匀。艾绒与皮肤的距离是疗效好坏的关键之一，应以病人有温热感而无灼痛为度。本法具有温通经脉、行气活血的作用。适用于寒盛湿重、经络壅滞之证，如关节痹痛、肌肤不仁及中风后遗症等。

（四）温灸器灸

以专门用于施灸的器具进行灸疗，称为温灸器灸。使用温灸器时，先将艾绒及药末放入温灸器内点燃，然后在施灸的穴位或部位上来回熨烫，至局部发红为止。本法具有温里散寒、扶正祛邪的功效，适应证广泛。温灸器灸种类较多，传统的有温筒灸、温盒灸、苇管器灸、温灸棒等（具体详见第三章）；还有近年来常用的温灸棒、脐部灸等美容保健专业灸器。

三、热敏灸（图 1-18）

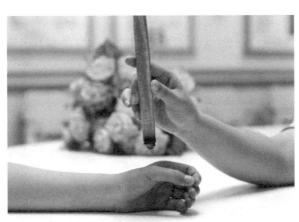

图1-18　热敏灸

人体穴位存在敏化态与静息态两种功能态，当人体发生疾病时处在敏化状态的穴位对外界相关刺激呈现腧穴特异性的"小刺激大反应"。热敏灸是以经络理论为指导，采用艾条温和灸"热敏化穴"，激发经络感传，促进经气运行，使气至病所，从而提高临床疗效的一项全新的艾灸疗法。临床上常常用于治疗类风湿性关节炎、骨性关节炎、颈椎病、腰椎间盘突出症、感冒、面瘫、面肌痉挛、三叉神经痛、胃动力障碍、肠易激综合征、男性性功能障碍、月经不调、痛经、盆腔炎、慢性支气管炎、哮喘、中风、过敏性鼻炎等病证。腧穴热敏化现象主要包括喜热、透热、扩热、传热、局部不热（或微热）远部热、表面不热（或微热）深部热、产生其他非热感觉等。

（一）喜热

腧穴在进行热敏化艾灸时，受灸者感觉非常舒适，往往能即时减轻受灸者症状。尽管这是受灸者的一种主观感觉，但这是艾灸适应证的一个重要标志。喜热现象出现概率为95%左右。

（二）透热

灸热从施灸点皮肤表面直接向深部组织穿透，甚至直达胸腹腔脏器。

（三）扩热

灸热以施灸点为中心向周围扩散。

（四）传热

灸热从施灸点开始循经脉路线向远部传导，直至达病所。

（五）局部不热（或微热）远部热

施灸部位的皮肤不热（或微热），而远离施灸部位的病所处感觉甚热。

（六）表面不热（或微热）深部热

施灸部位的皮肤不热（或微热），而皮肤深部组织甚至胸腹腔脏器感觉甚热。

（七）产生其他非热感觉

施灸部位或远离施灸部位产生酸、胀、压、重、痛、麻、冷等非热感觉。

第七节　艾灸的时节

一、按时用灸

灸是火灼，是热，是阳。《内经》有谓："阳气者，若天与日，失其所则折寿而不彰。"灸法就是回阳、助阳、补阳的最好方法。在艾灸养生中，按时用灸更优，从每个月来说，月初的八天最好。

二、艾灸与季节

春季　春时防风守四关。在中医范畴内，春季属风、主木，万物升发，特别是在冬寒未尽、春暖初萌之时，气候常常因冷热气团来回交织，时冷时热，很容易造成体温调节机制的紊乱、免疫功能的下降，而诱发各种传染病，以及呼吸系统、消化系统、精神心理异常等疾病。因而春季养生保健，特别重视协调人与自然环境，人体内部各个脏器及气血阴阳之间的平衡，预防疾病的发生。此时，选择人体中的"四关"穴位进行艾灸，可以固守关防、御敌于外。

夏季　冬病夏治灸阳经。每年六月以后，气候逐渐转入一年中温度最高，在五行中属"火"的夏季，特别是七八月份的"三伏天"，更是阳光四射、暑热逼人。根据中国传统医学"春夏养生、重在养阳"的理论，此时正是补益人体阳气的最佳时机。温灸外治疗法针对许多在冬季或寒冷时节多发、易发的寒证疾病，利用这种季节上的温差变化进行"冬病夏治"，从而达到治疗疾病的目的。《内经》指出，"春夏养阳"还可以预防冬天疾病的发生，如哮喘、过敏性鼻炎和体质虚弱易感冒等。

秋季　秋季防凉健脾胃。秋季处在夏火与冬水之间，人与自然阴阳转换之时。因此，随着夏去秋来、酷暑渐去，人体养生保健的重点，也必须按照"天人相应"的原则，由养阳向养阴过渡，并为以后的冬令进补做好准备。但五行中秋季属金，气候干燥，水分缺乏，最易伤肺，是呼吸道系统等疾病的多发季节，所以此时不可贸然进补。要预防各种疾病的发生，关键是要补益脾胃，可通过艾灸提高和强化人体的免疫代谢功能。

冬季　冬令温灸最驱寒。从小寒到大寒，是一年中最冷的时候。尤其是阳虚体质的人群，在这段时间手脚冰凉几乎是常态。从中医养生的角度来说，这一时期适宜"御寒养阴，收敛阳气"。把肾气养好就能带动全身血液循环，改善怕冷的状况。冬至艾灸关元满足了"补必兼温"的特点，可以达到强身抗病的目的。

第八节　灸后的调护

一、灸后的调养

古人对灸后的调养颇为注意，《针灸大成·灸后调摄法》中就有记载："灸后不可就饮茶，恐解火气；及食，恐滞经气，须少停一二时，即宜入室静卧，远人事，远色欲，平心定气，凡百俱要宽解。尤忌大怒、大劳、大饥、大饱、受热、冒寒。至于生冷瓜果亦宜忌之。唯食茹淡养胃之物，使气血通流，艾火逐出病气，若过厚毒味，酗醉，致生痰涎，阻滞病气矣。"

由于古人施灸多用瘢痕灸法，耗伤精血较多，所以需要比较周详的护理。今人施灸，一般多用小炷，不致灸疮溃烂，故一般都不刻意摄养。虽然如此，但对过食、风寒等总以避之为是。艾灸后皮肤毛孔打开，容易受凉，且艾灸后可能稍感疲乏。故艾灸后2小时内不宜洗澡，不宜沾冷水，不宜吹风，应保暖，平静休息，待疲乏稍减后再活动。艾灸后可能会出现口干舌燥，因此应饮适量温开水，避饮冷水饮料。应忌辛辣刺激之品，宜清淡饮食。同时应保持心情舒畅。

二、灸疮的处理

有人认为艾灸越热越好，故觉得灼痛时才告诉施灸人员，因此灸后易起疱。若灸后患者局部显现红赤灸痕，可以不必处理，经数小时即可消退而成黄色瘢痕。如已起疱，轻者不必处理，数日可自行吸收，结痂而愈。倘灸火较重，水疱较大者，可用消毒粗针穿刺水疱，放出水液，以赤皮葱、薄荷煎汤，乘温淋洗后，外贴玉红膏。灸疮退痂后，取桃枝及嫩柳枝等分，煎汤温洗，以保护灸疮，不中风邪。若疮现黑色而溃烂者，可于桃柳枝汤内加入胡荽煎洗，有生肌长肉作用。痛不可忍者，加入黄连煎洗，自有卓效。疮久不敛者，此乃气虚之故，当用内托黄芪丸治之。若没有慎重处理，感染细菌成为灸疮，那么在灸疮化脓期间，不要做重体力劳动，勿用手搔挠疮面，避免摩擦，保持清洁，以防止加重感染。还可敷贴消炎药膏，每日换1～2次，换药时用干棉球将脓液拭去，必要时也可用生理盐水洗净，用消毒敷料覆盖。古人为了预防灸疮，在艾灸时先用蒜片擦拭穴位。采用隔物灸（蒜片、姜片等）也是预防灸疮的好方法。

为防止灸疮化脓，在施灸时，当注意热度应恰当，灸炷宜紧而小，这样灸疮的面积不会过大，即使起疱也小，吸收也较快。若须连续施灸，可先以针刺破水疱，去其皮痂，以京墨汁涂之，这样不但不会化脓，而且结痂甚速。

下附玉红膏和内托黄芪丸的药物组成及具体做法。

玉红膏（《伤科汇纂》）：当归 60g，紫草 6g，白芷 15g，甘草 36g，麻油 500g，轻粉 12g，蜂蜡 60g，血竭 180g，将当归、甘草、紫草、白芷浸麻油内一夜后，用文火煎熬，去渣滤清，再熬至滴水成珠，加血竭、蜂蜡、轻粉，调和成膏，用时涂贴之。

内托黄芪丸（《世医得效方》）：黄芪 240g，当归 60g，肉桂、木香、乳香、沉香各 30g，上为末，以绿豆粉 120g，姜汁煮糊和丸，梧子大，热水下五七十丸。

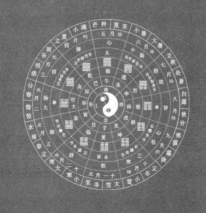

第二章 艾灸常用经络及穴位

第一节　经络概述

一、经络的定义

经络是经脉和络脉的总称。经，有路径的意思，经脉是经络系统中的主干，多循行于人体的深部；络，有网络的意思，是经脉的分支，多循行于人体较浅的部位。

经络是人体运行气血、联络脏腑形体官窍、沟通上下内外的通道。经络相贯，遍布全身，通过有规律的循行和广泛的联络交会，构成了经络系统。经络学说是中医学基础理论的核心之一，源于远古，服务当今。经络的主要内容有十二经脉、十二经别、奇经八脉、十五络脉、十二经筋、十二皮部等。艾灸主要通过作用于十二经脉及任督二脉治疗疾病。

二、十二经脉的表里关系

十二经脉的手足三阴经、手足三阳经，通过经别和别络相互沟通，组成"表里关系"，即"太阳与少阴为表里，少阳与厥阴为表里，阳明与太阴为表里"，手足各三对，共六对。

互为表里的两经，分别循行于四肢内、外侧的相对位置，并在四肢末端交接；又分别络属于相为表里的脏腑，从而构成了脏腑阴阳表里相合关系。互为表里的两经在生理功能上互相配合，在病理上可相互影响，故在艾灸的临床治疗上，表里两经常相互配合使用。

三、十二经络的循行及分布规律

（一）循行规律

如《灵枢·逆顺肥瘦》所载："手之三阴从脏走手，手之三阳从手走头，足之三阳从头走足，足之三阴从足走腹。"十二经脉的循行走向是：手三阴经从胸走手，手三阳经从手走头，足三阳经从头走足，足三阴经从足走腹（胸）。

（二）分布规律

头面：阳明在前（前额、面部），少阳在侧（颞部），太阳在后（后头、项部）。

躯干：足三阴与足阳明经分布在前（胸、腹部），手三阳与足太阳经分布在后（肩胛、背、腰部），手三阴、足少阳与足厥阴经分布在侧（腋、胁、侧腹部）。

四肢：阴经分布在四肢的内侧面，阳经分布在外侧面。在小腿下半部和足背部，肝经在前，脾经在中线。至内踝八寸处交叉之后，脾经在前，肝经在中线。

四、任、督二脉概述

任、督两脉归属于奇经八脉，因具有明确穴位，医家将其与十二正经合称十四正经。任脉起于胞中，与女子妊娠有关，行于腹面正中线，其脉多次与手足三阴经及阴维脉交会，能总任一身之阴经，故有"阴脉之海""任主胞胎"之说。督脉主气，行于背部正中，其脉多次与手足三阳经及阳维脉交会，能总督一身之阳经，为阳脉之海。此二脉具有以下功能：

（1）沟通十二经脉之间的联系。

（2）对十二经气血有蓄积渗灌等调节作用。当十二正经气血充盈，就会流溢于任督两脉；相反，若任督两脉气血旺盛，同样也会循环作用于十二正经，故曰："任督通则百脉皆通。"

五、经络的功能

经络的生理功能主要表现在沟通联系、运输渗灌、感应传导及调节平衡等四方面。

（一）沟通联系

经络内属于脏腑，外络于肢节，沟通于脏腑与体表之间，将脏腑与体表外周肢节、五官九窍联系成为一个有机的整体。

（二）运输渗灌

经络通行气血，可濡养脏腑组织。经络的传注和渗灌作用，可使气血输达周身，发挥其营养脏腑组织、抗御外邪、保卫机体的作用。

（三）感应传导

经络系统对于艾灸、针刺或其他刺激具有感觉传递和通导作用。如艾灸、针刺的"得气""行气"现象即是经络感传现象。

（四）调节平衡

当人体发生疾病时，出现气血不和及阴阳偏盛偏衰，即可运用针刺、艾灸等治法来激发经络的调节作用，以"泻其有余，补其不足，阴阳平复"。

第二节　辨别经络病变的方法

《黄帝内经》载："经脉者，人之所以生，病之所以成，人之所以治，病之所以起。""经脉者，所以决生死，处百病，调虚实，不可不通者也。"某一经络功能异常，就易遭受外邪的侵袭，既病之后，外邪又可沿着经络进一步内传脏腑。经络不仅是外邪由表入里的传变途径，也是内脏之间、内脏与体表组织间病变相互影响的途径。所以疏通经络是治疗疾病的基础。艾灸疗法可通过热力刺激特定穴位，温通经络，从而治疗疾病。但如何辨别是哪条经络出现问题呢？

一、通过病变位置进行辨别

当某条经络出现问题时，会在该经络的循行路线上的某些穴位出现疼痛、结节、条索状等反应物，以及皮肤的形态、温度、电阻改变等，如胁肋部压痛可反映胆经出现问题，身体后侧及足后疼痛可反映膀胱经的问题等。

二、通过相关临床表现进行辨别

经络与疾病的发生、传变有密切的关系。每一条经络出现问题都会出现相关临床表现，如肺经出问题，会出现恶寒、气喘、咳嗽等症状；大肠经出问题，会出现上肢无力、牙痛、咽喉肿痛等症状。我们可以根据疾病所出现的症状，结合经络循行的部位及所联系的脏腑，辨别哪条经络出现问题。

第三节　十二经脉的艾灸选穴

一、手太阴肺经

（一）循行部位

手太阴肺经（图 2-1）起于中焦，下行至脐（水分穴）附近，络于大肠，复返向上沿着胃的上口，穿过横膈膜，直属于肺，上至气管、喉咙，沿锁骨横行至腋下（中府、云门二穴），沿着上肢内侧前缘下行，至肘中，沿前臂内侧桡骨边缘进入寸口，经大鱼际部，至拇指桡侧尖端（少商穴）。分支从腕后分出，止于食指桡侧端，下接手阳明大肠经。

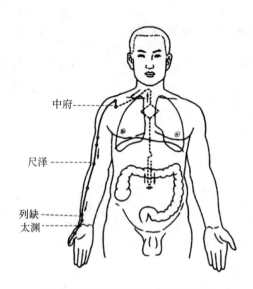

图2-1　手太阴肺经经脉循行示意图

（二）经络病变的主要症状

体热、恶寒、气喘、咳嗽、咽喉干燥、皮肤干燥、声音嘶哑、易感冒、哮喘。

（三）主要艾灸穴位

中府 Zhōngfǔ

【定位】在胸外侧部，云门下1寸，平第1肋间隙处，距前正中线6寸。

【解剖】当胸大肌、胸小肌处，内侧深层为第1肋间内、外肌；上外侧有腋动、静脉，胸肩峰动、静脉；布有锁骨上神经中间支，胸前神经分支及第 1 肋间神经外侧皮支。

【主治】咳嗽，气喘，肺胀满，胸痛，肩背痛。

尺泽 Chǐzé

【定位】在肘横纹中，肱二头肌腱桡侧凹陷处。

【解剖】在肘关节，当肱二头肌腱桡侧，肱桡肌起始部；有桡侧返动、静脉分支及头静脉；布有前臂外侧皮神经，直下为桡神经。

【主治】咳嗽，气喘，咯血，潮热，胸部胀满，咽喉肿痛，小儿惊风，吐泻，肘臂挛痛。

列缺 Lièquē

【定位】在前臂桡侧缘，桡骨茎突上方，腕横纹上 1.5 寸，当拇短伸肌腱与拇长展肌腱之间。

【简便取穴法】两手虎口自然平直交叉，一手食指按在另一手桡骨茎突上，指尖下凹陷中是穴。

【解剖】在肱桡肌腱拇短伸肌腱与拇长展肌腱之间，桡侧腕长伸肌腱内侧；有头静脉，桡动、静脉分支；布有前臂外侧皮神经和桡神经浅支的混合支。

【主治】伤风，头痛，项强，咳嗽，气喘，咽喉肿痛，口眼歪斜，齿痛。

太渊 Tàiyuān

【定位】在腕掌侧横纹桡侧，桡动脉搏动处。

【解剖】桡侧腕屈肌腱的外侧，拇长展肌腱内侧；有桡动、静脉；布有前臂外侧皮神经和桡神经浅支混合支。

【主治】咳嗽，气喘，咯血，胸痛，咽喉肿痛，腕臂痛，无脉症。

二、手阳明大肠经

（一）循行部位

手阳明大肠经（图2-2）起于食指桡侧尖端（商阳穴），沿食指桡侧上行，经过合谷（第1、2掌骨之间）进入两筋（拇长伸肌腱和拇短伸肌腱）之间，沿上肢外侧前缘，上行至肩前，经肩髃穴（肩峰前），过肩后，至项后督脉的大椎穴（第7颈椎棘突下），前行内入足阳明经的缺盆穴（锁骨上窝），络于肺，下行通过横膈，属于大肠。

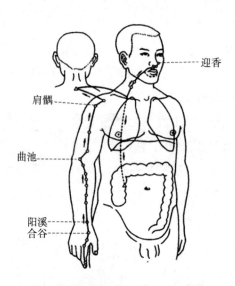

图2-2　手阳明大肠经经脉循行示意图

（二）经络病变的主要症状

便秘、腹泻、头痛、眩晕、腹胀腹痛、上肢无力、皮肤过敏、牙痛、咽喉肿痛、面部易色素沉着、长痘。

（三）主要艾灸穴位

合谷 Hégǔ
【定位】在手背，第1、2掌骨间，当第2掌骨桡侧的中点处。

【简便取穴法】以一手的拇指指骨关节横纹，放在另一手拇、食指之间的指蹼缘上，当拇指尖下是穴。

【解剖】在第1、2掌骨之间，第1骨间背侧肌中，深层有拇收肌横头；有手背静脉网，为头静脉的起部，腧穴近侧正当桡动脉从手背穿向手掌之处；布有桡神经浅支的掌背侧神经，深部有正中神经的指掌侧固有神经。

【主治】头痛，目赤肿痛，鼻衄，齿痛，牙关紧闭，口眼歪斜，耳聋，痄腮，咽喉肿痛，热病无汗，多汗，腹痛，便秘，经闭，滞产。

阳溪 Yángxī

【定位】在腕背横纹桡侧，手拇指向上翘时，当拇短伸肌腱与拇长伸肌腱之间的凹陷中。

【解剖】当拇短伸肌腱与拇长伸肌腱之间；有头静脉、桡动脉的本干及腕背支；布有桡神经浅支。

【主治】头痛，目赤肿痛，耳聋，耳鸣，齿痛，咽喉肿痛，手腕痛。

曲池 Qūchí

【定位】在肘横纹外侧端，屈肘，当尺泽与肱骨外上髁连线中点凹陷处。

【解剖】桡侧腕长伸肌起始部，肱桡肌的桡侧；有桡返动脉的分支；布有前臂背侧皮神经，内侧深层为桡神经本干。

【主治】咽喉肿痛，齿痛，目赤痛，瘰疬，隐疹，热病上肢不遂，手臂肿痛，腹痛吐泻，高血压，癫狂。

肩髃 Jiānyú

【定位】在臂外侧，三角肌上，臂外展，或向前平伸时，当肩峰前下方向凹陷处。

【解剖】有旋肱后动、静脉；布有锁骨上神经、腋神经。

【主治】肩臂挛痛不遂，隐疹，瘰疬。

迎香 Yíngxiāng

【定位】在鼻翼外缘中点旁约 0.5 寸，当鼻唇沟中间。

【解剖】在上唇方肌中，深部为梨状孔的边缘；有面动、静脉及眶下动、静脉分支；布有面神经与眶下神经的吻合丛。

【主治】鼻塞，鼽衄，口歪，面痒，胆道蛔虫症。

三、足阳明胃经

（一）循行部位

足阳明胃经（图 2-3）起于鼻翼两侧（迎香穴），上行至鼻根部，旁行于目内眦，会足太阳膀胱经（睛明穴），向下沿鼻的外侧（承泣、四白），进入上齿龈内，复出绕过口角，相交于颏唇沟（承浆穴），再向后沿着下颌出大迎穴，沿下颌角（颊车穴），上行耳前，经颧弓上行，沿着前发际，到达前额（会神庭穴）。从缺盆沿乳房内侧下行，经脐旁到下腹部的气冲部。经髀关、伏兔穴下行，至膝关节中。再沿胫骨外侧前缘下行，经足背到第 2 足趾外侧端（厉兑穴）。

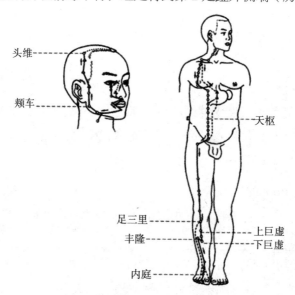

图2-3　足阳明胃经经脉循行示意图

（二）经络病变的主要症状

便秘、腹泻、消化不良、食欲异常、唇舌生疮、唇干裂、咽喉肿痛、乳房胀痛。

（三）主要艾灸穴位

颊车 Jiáchē

【定位】在面颊部，下颌角前上方约 1 横指（中指），当咀嚼时咬肌隆起，按之凹陷处。

【解剖】在下颌角前方，有咬肌；有咬肌动、静脉；布有耳大神经、面神经及咬肌神经。

【主治】口歪，齿痛，颊肿，口噤不语。

头维 Tóuwéi

【定位】在头侧部，当额角发际上 0.5 寸，头正中线旁开 4.5 寸。

【解剖】在颞肌上缘帽状腱膜中；有颞浅动、静脉的额支；布有耳额神经的分支及面神经额、颞支。

【主治】头痛、目眩、目痛、流泪等头目病证。

天枢 Tiānshū

【定位】在腹中部，平脐中，距脐中 2 寸。

【解剖】当腹直肌及其鞘处；有第 10 肋间动、静脉分支及腹壁下动、静脉分支；布有第 10 肋间神经分支（内部为小肠）。

【主治】①腹痛、腹胀、便秘、腹泻、痢疾等胃肠病证；②月经不调、痛经等妇科疾患。

足三里 Zúsānlǐ

【定位】在小腿前外侧，外膝眼下 3 寸，距胫骨前缘 1 横指（中指）。

【解剖】在胫骨前肌、趾长伸肌之间；有胫前动、静脉；为腓肠外侧皮神经及隐神经的皮支分布处，深层当腓深神经。

【主治】胃痛，呕吐，噎膈，腹胀，泄泻，痢疾，便秘，乳痈，肠痈，下肢痹痛，水肿，癫狂，脚气，虚劳羸瘦。

上巨虚 Shàngjùxū

【定位】在小腿前外侧，当犊鼻下6寸，距胫骨前缘1横指（中指）。

【解剖】在胫骨前肌中；有胫前动、静脉；布有腓肠外侧皮神经及隐神经的皮支，深层当腓深神经。

【主治】肠鸣，腹痛，泄泻，便秘，肠痈，下肢痿痹，脚气。

下巨虚 Xiàjùxū

【定位】在小腿前外侧，当犊鼻下9寸，距胫骨前缘1横指（中指）。

【解剖】在胫骨前肌与趾长伸肌之间，深层为胫长伸肌；有胫前动、静脉；布有腓浅神经分支，深层为腓深神经。

【主治】小腹痛，泄泻，痢疾，乳痈，下肢痿痹。

丰隆 Fēnglóng

【定位】在小腿前外侧，当外踝尖上8寸，条口外，距胫骨前缘2横指（中指）。

【解剖】在趾长伸肌外侧和腓骨短肌之间；有胫前动脉分支；当腓浅神经处。

【主治】头痛，眩晕，痰多咳嗽，呕吐，便秘，水肿，癫狂，下肢痿痹。

内庭 Nèitíng

【定位】在足背，当第2、3跖骨结合部前方凹陷处。

【解剖】有足背静脉网；布有腓浅神经足背支。

【主治】齿痛，咽喉肿病，口歪，鼻衄，胃病吐酸，腹胀，泄泻，痢疾，便秘，热病，足背肿痛。

四、足太阴脾经

（一）循行部位

足太阴脾经（图2-4）起于足大趾内侧端（隐白穴），沿足内侧赤白肉际上行，经内踝前面（商丘穴），上小腿内侧，沿胫骨后缘上行，至内踝上8寸处（漏谷穴）走出足厥阴肝经前面，经膝股内侧前缘至冲门穴，进入腹部，属脾络胃，向上通过横膈，夹食管旁（络大包，会中府），连于舌根，散于舌下。

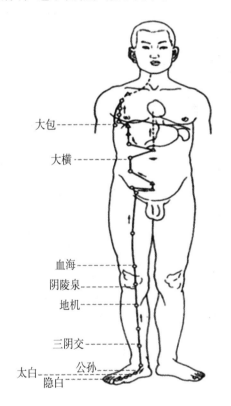

大包

大横

血海
阴陵泉
地机

三阴交

太白 —— 公孙
隐白

图2-4 足太阴脾经经脉循行示意图

（二）经络病变的主要症状

胁下胀痛、消化不良、腹部胀满、嗜睡、皮肤易损伤、腿部静脉曲张、身体困乏。

（三）主要艾灸穴位

隐白 Yǐnbái

【定位】在足大趾末节内侧，距趾甲角0.1寸。

【解剖】有趾背动脉；为腓浅神经的足背支及足底内侧神经。

【主治】腹胀，便血，尿血，月经过多，崩漏，癫狂，多梦，惊风。

太白 Tàibái

【定位】在足内侧缘，当足大趾本节（第1跖骨关节）后下方赤白肉际凹陷处。

【解剖】在踇展肌中；有足背静脉网，足底内侧动脉及足跗内侧动脉分支；布有隐神经及腓浅神经分支。

【主治】胃痛，腹胀，肠鸣，泄泻，便秘，痔漏，脚气，体重节痛。

公孙 Gōngsūn

【定位】在足内侧缘，当第1跖骨基底部的前下方。

【解剖】在踇展肌中；有跗内侧动脉分支及足背静脉网；布有隐神经及腓浅神经分支。

【主治】胃痛，呕吐，腹痛，泄泻，痢疾。

三阴交 Sānyīnjiāo

【定位】在小腿内侧，内踝高点上3寸，胫骨内侧缘后方。

【解剖】在胫骨后缘和比目鱼肌之间，深层有屈趾长肌；有大隐静脉，胫后动、静脉；有小腿内侧皮神经，深层后方有胫神经。

【主治】肠鸣腹胀，泄泻，月经不调，带下，阴挺，不孕，滞产，遗精，阳痿，遗尿，疝气，失眠，下肢痿痹，脚气。

地机 Dìjī

【定位】在小腿内侧，当内踝尖与阴陵泉的连线上，阴陵泉下3寸。

【解剖】在胫骨后缘与比目鱼肌之间；前方有大隐静脉及膝最上动脉的末支，深层有胫后动、静脉；布有小腿内侧皮神经，深层后方有胫神经。

【主治】腹痛，泄泻，小便不利，水肿，月经不调，痛经，遗精。

阴陵泉 Yīnlíngquán

【定位】在小腿内侧，当胫骨内侧踝后下方凹陷处。

【解剖】在胫骨后缘和腓肠肌之间，比目鱼肌起点上；前方有大隐静脉，膝最上动脉，最深层有胫后动、静脉；布有小腿内侧皮神经本干，最深层有胫神经。

【主治】腹胀，泄泻，水肿，黄疸，小便不利或失禁，膝痛。

血海 Xuèhǎi

【定位】屈膝，在大腿内侧，髌底内侧端上2寸，当股四头肌内侧头的隆起处。

【简便取穴法】患者屈膝，医者以左手掌心按于患者右膝髌骨上缘，2～5指向上伸直，拇指约呈45°斜置，拇指尖下是穴。对侧取法仿此。

【解剖】在股骨内上髁上缘，股内侧肌中间；有股动、静脉肌支；布有股前皮神经及股神经肌支。

【主治】月经不调，崩漏，经闭，隐疹，湿疹，丹毒。

大横 Dàhéng

【定位】在腹中部，距脐中4寸。

【解剖】在腹外斜肌肌部及腹横肌肌部；布有第10肋间动、静脉；布有第10肋间神经。

【主治】泄泻，便秘，腹痛。

大包 Dàbāo

【定位】在侧胸部，腋中线上，当第6肋间隙处。

【解剖】在第6肋间隙，前锯肌中；有胸背动、静脉及第6肋间动、静脉；布有第 6 肋间神经，当胸长神经直系的末端。

【主治】气喘，胸胁病，全身疼痛，四肢无力。

五、手少阴心经

（一）循行部位

手少阴心经（图 2–5）起于心中，出来属于"心系"（心系，指心脏与其他脏器相联系的脉络），向下通过横膈至任脉的下脘穴附近，络小肠。

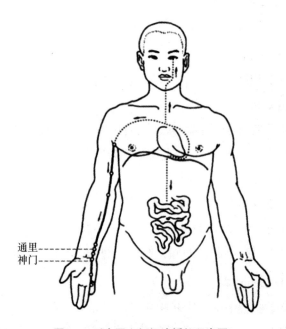

通里
神门

图2–5　手少阴心经经脉循行示意图

（二）经络病变的主要症状

心痛、胁痛、咽干、目黄、失眠多梦、易醒难入睡、健忘痴呆、胸口沉闷、呼吸困难、面色苍白、眩晕。

（三）主要艾灸穴位

通里 Tōnglǐ

【定位】在前臂掌侧，当尺侧腕屈肌腱的桡侧缘，腕横纹上 1 寸。

【解剖】在尺侧腕屈肌与指浅屈肌之间，深层为指深屈肌；有尺动脉通过；布有前臂内侧皮神经，尺侧为尺神经。

【主治】心悸，怔忡，暴喑，舌强不语，腕臂痛。

神门 Shénmén

【定位】在腕部，腕掌侧横纹尺侧端，尺侧腕屈肌腱的桡侧凹陷处。

【解剖】在尺侧腕屈肌与指浅屈肌之间，深层为指深屈肌；有尺动脉通过；布有前臂内侧皮神经，尺侧为尺神经。

【主治】心痛，心烦，惊悸，怔忡，健忘，失眠，癫狂，痫证，胸胁痛。

六、手太阳小肠经

（一）循行部位

手太阳小肠经（图 2-6）起于小指尺侧端（少泽穴），沿手掌尺侧，直上过腕部外侧（阳谷穴），沿前臂外侧后缘上行，经尺骨鹰嘴与肱骨内上髁之间（小海穴），沿上臂外侧后缘，出于肩关节后面（肩贞穴），绕行于肩胛冈上窝（肩中俞）以后，交会于督脉之大椎穴，从大椎向前经足阳明经的缺盆，进入胸部深层，下行至任脉的膻中穴处，络于心，再沿食道通过横膈，到达胃部，直属小肠。

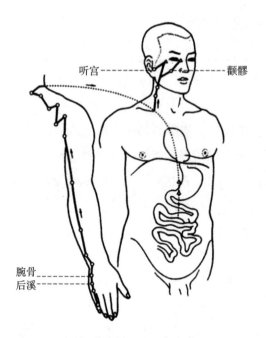

听宫 ----- 颧髎

腕骨 -----
后溪 -----

图2-6　手太阳小肠经经脉循行示意图

（二）经络病变的主要症状

耳鸣耳聋、听力减退、咽喉肿痛、口腔溃疡、肚脐与下腹部疼痛、后肩胛至臂外后廉疼痛、吸收功能异常、身体瘦弱。

（三）主要艾灸穴位

后溪 Hòuxī

【定位】在手掌尺侧，微握拳，当小指本节（第5指掌关节）后的远侧掌横纹头赤白肉际。

【解剖】在小指尺侧，第5掌骨小头后方，当小指展肌起点外缘；有指背动、静脉，手背静脉网；布有尺神经手背支。

【主治】头项强痛，目赤，耳聋，咽喉肿痛，腰背痛，癫狂，痫证，疟疾，手指及肘臂挛痛。

腕骨 Wàngǔ

【定位】在手掌尺侧，当第 5 掌骨基底与三角骨之间的凹陷处，赤白肉际。

【解剖】在手背尺侧，小指展肌起点外缘；有腕背侧动脉（尺动脉分支），手背静脉网；布有尺神经手背支。

【主治】头项强痛，耳鸣，目翳，黄疸，热病，疟疾，指挛腕痛。

颧髎 Quánliáo

【定位】在面部，当目外眦直下，颧骨下缘凹陷处。

【解剖】在颧骨下颌突的后下缘稍后，咬肌的起始部，颧肌中；有面横动、静分支；布有面神经及眶下神经。

【主治】口眼歪斜，颊肿，眼睑𥆧动，齿痛，唇肿，目黄，面赤。

听宫 Tīnggōng

【定位】在面部，耳屏前，下颌骨髁状突的后方，张口时呈凹陷处。

【解剖】有颞浅动、静脉的耳前支；布有面神经及三叉神经的第 3 支的耳颞神经。

【主治】耳鸣，耳聋，聤耳，齿痛，失音，癫狂，痫证。

七、足太阳膀胱经

（一）循行部位

足太阳膀胱经（图 2-7）起于内眼角（睛明穴），上过额部，直至巅顶交会于督脉的百会穴。入颅内络脑，再浅出沿枕项部下行，从肩胛内侧脊柱两旁下行到达腰部，进入脊旁肌肉，入内络于肾，属于膀胱。

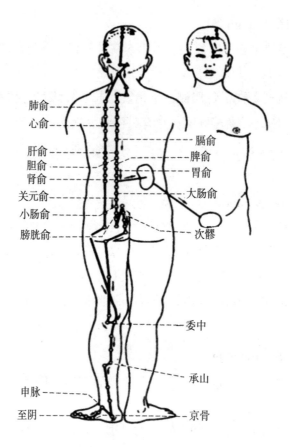

肺俞
心俞
肝俞
胆俞
肾俞
关元俞
小肠俞
膀胱俞
申脉
至阴

膈俞
脾俞
胃俞
大肠俞
次髎
委中
承山
京骨

图2-7 足太阳膀胱经经脉循行示意图

（二）经络病变的主要症状

尿频、遗尿、后背肌肉酸痛、四肢倦重无力、腰背无力。

（三）主要艾灸穴位

肺俞 Fèishū

【定位】在背部，当第 3 胸椎棘突下，后正中线旁开 1.5 寸。

【解剖】有斜方肌、菱形肌，深层为最长肌；有第 3、4 肋间动、静脉后支；布有第 3、4 胸神经后支的皮支，深层为第 3、4 胸神经后支外侧支。

【主治】咳嗽，气喘，吐血，骨蒸，潮热，盗汗，鼻塞。

心俞 Xīnshū

【定位】在背部，当第 5 胸椎棘突下，后正中线旁开 1.5 寸。

【解剖】有斜方肌、菱形肌，深层为最长肌；有第 5 肋间动、静脉后支；布有第 5、6 胸神经后支的皮支，深层为第 5、6 胸神经后支外侧支。

【主治】心痛，惊悸，咳嗽，吐血，失眠，健忘，盗汗，梦遗，癫痫。

膈俞 Géshū

【定位】在背部，当第 7 胸椎棘突下，后正中线旁开 1.5 寸。

【解剖】在斜方肌下缘，有背阔肌、最长肌；布有第 7 肋间动、静脉后支；布有第 7、8 胸神经后支的皮支，深层为第 7、8 胸神经后支外侧支。

【主治】呕吐，呃逆，气喘，咳嗽，吐血，潮热，盗汗。

肝俞 Gānshū

【定位】在背部，当第 9 胸椎棘突下，后正中线旁开 1.5 寸。

【解剖】在背阔肌、最长肌和髂肋肌之间；有第 9 肋间动、静脉后支；布有第 9、10 胸神经后支的皮支，深层为第 9、10 胸神经后支外侧支。

【主治】黄疸，胁痛，吐血，目赤，目眩，雀目，癫狂，痫证，脊背痛。

胆俞 Dǎnshū

【定位】在背部，当第 10 胸椎棘突下，后正中线旁开 1.5 寸。

【解剖】在背阔肌、最长肌和髂肋肌之间；有第 10 肋间动、静脉后支；布有第 10 胸神经后支的皮支，深层为第 10、11 胸神经后支的外侧支。

【主治】黄疸，口苦，胁痛，肺痨，潮热。

脾俞 Píshū

【定位】在背部，当第11胸椎棘突下，后正中线旁开1.5寸。

【解剖】在背阔肌、最长肌和髂肋肌之间；有第11肋间动、静脉后支；布有第11、12胸神经后支的皮支，深层为第11、12胸神经后支肌支。

【主治】腹胀，黄疸，呕吐，泄泻，痢疾，便血，水肿，背痛。

胃俞 Wèishū

【定位】在背部，当第12胸椎棘突下，后正中线旁开1.5寸。

【解剖】在腰背筋膜、最长肌和髂肋肌之间；有肋下动、静脉后支；布有第12胸神经和第1腰神经后支的皮支，深层为第12胸神经和第1腰神经后支外侧支。

【主治】胸胁痛，胃脘痛，呕吐，腹胀，肠鸣。

肾俞 Shènshū

【定位】在腰部，当第2腰椎棘突下，后正中线旁开1.5寸。

【解剖】在腰背筋膜、最长肌和髂肋肌之间：有第2腰动、静脉后支；布有第2、3腰神经后支的外侧支，深层为第2、3腰神经后支的肌支。

【主治】遗尿，遗精，阳痿，月经不调，白带，水肿，耳鸣，耳聋，腰痛。

大肠俞 Dàchángshū

【定位】在腰部，当第4腰椎棘突下，后正中线旁开1.5寸。

【解剖】在腰背筋膜、最长肌和髂肋肌之间；有第4腰动、静脉后支；布有第4、5腰神经后支的肌支。

【主治】腹胀，泄泻，便秘，腰痛。

关元俞 Guānyuánshū

【定位】在腰部，当第5腰椎棘突下，后正中线旁开1.5寸。

【解剖】有骶棘肌，有腰最下动、静脉后支的内侧支；布有第5

腰神经后支。

【主治】腹胀、泄泻，小便频数或不利，遗尿，腰痛。

小肠俞 Xiǎochángshū

【定位】在骶部，当骶正中嵴旁 1.5 寸，平第 1 骶后孔。

【解剖】在骶髂肌起始部和臀大肌起始部之间；有骶外侧动、静脉后支的外侧支；布有臀中皮神经、臀下神经的属支。

【主治】遗精，遗尿，尿血，白带，小腹胀痛，泄泻，痢疾，疝气，腰腿疼。

膀胱俞 Pángguāngshū

【定位】在骶部，当骶正中嵴旁 1.5 寸，平第 2 骶后孔。

【解剖】在骶棘肌起部和臀大肌起部之间；有骶外侧动、静脉后支；布有臀中皮神经、臀下神经的属支。

【主治】小便不利，遗尿，泄泻，便秘，腰脊强痛。

次髎 Cìliáo

【定位】在骶部，当髂后上棘内下方，适对第 2 骶后孔处。

【解剖】在臀大肌起始部；当骶外侧动、静脉后支处；为第 2 骶神经后支通过处。

【主治】疝气，月经不调，痛经，带下，小便不利，遗精，腰痛，下肢痿痹。

委中 Wěizhōng

【定位】在腘横纹中点，当股二头肌腱与半腱肌肌腱的中间。

【解剖】在腘窝正中，有腘筋膜；皮下有股腘静脉，深层内侧为腘静脉，最深层为腘动脉；分布有股后皮神经，正当胫神经处。

【主治】腰痛，下肢痿痹，腹痛，吐泻，小便不利，遗尿，丹毒。

承山 Chéngshān

【定位】在小腿后面正中，委中与昆仑之间，当伸直小腿或足跟上提时腓肠肌肌腹下出现尖角凹陷处。

【解剖】在腓肠肌两肌腹交界下端；有小隐静脉，深层为股后动、静脉；布有腓肠内侧皮神经，深层为胫神经。

【主治】痔疾，脚气，便秘，腰腿拘急疼痛。

申脉 Shēnmài

【定位】在足外侧部，外踝直下方凹陷中。

【解剖】在腓骨长短肌腱上缘；有外踝动脉网及小隐静脉；布有腓肠神经的足背外侧皮神经分支。

【主治】头痛，眩晕，癫狂，痫证，腰腿酸痛，目赤痛，失眠。

京骨 Jīnggǔ

【定位】在足外侧部，第5跖骨粗隆下方，赤白肉际处。

【解剖】在小趾外展肌下方；有足底外侧动、静脉；布有足背外侧皮神经，深层为足底外侧神经。

【主治】头痛，项强，目翳，癫痫，腰痛。

至阴 Zhìyīn

【定位】在足小趾末节外侧，距趾甲角0.1寸。

【解剖】有趾背动脉及趾跖侧固有动脉形成的动脉网；布有趾跖侧固有神经及足背外侧皮神经。

【主治】头痛，目痛，鼻塞，鼻衄，胎位不正，难产。

八、足少阴肾经

（一）循行部位

足少阴肾经（图2-8）起于足小趾端，斜向于足心（涌泉穴），出于舟骨粗隆下（然骨穴），经内踝后进入足跟，再向上沿小腿内侧后缘上行，出腘窝内侧，直至大腿内侧后缘，入脊内，穿过脊柱，属肾，络膀胱。

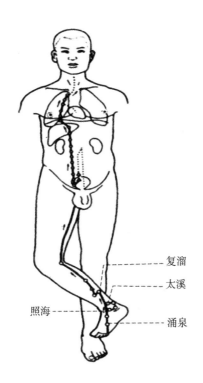

复溜
太溪
照海
涌泉

图2-8　足少阴肾经经脉循行示意图

（二）经络病变的主要症状

口干舌燥、咽喉肿痛、精神疲倦、嗜睡、头晕目眩、腰膝酸痛、遗精、阳痿、月经不调、水肿、尿频、性欲异常。

（三）主要艾灸穴位

涌泉 Yǒngquán

【定位】在足底部，卷足时足前部凹陷处，约当第 2、3 趾趾蹼缘与足跟连线的前 1/3 与后 2/3 交点上。

【解剖】有趾短屈肌腱、趾长屈肌腱、第 2 蚓状肌，深层为骨间肌；有来自胫前动脉的足底弓；布有足底内侧神经支。

【主治】头顶痛，头晕，眼花，咽喉痛，舌干，失音，小便不利，大便难，小儿惊风，足心热，癫狂，痫证，霍乱转筋，昏厥。

太溪 Tàixī

【定位】在足内侧，内踝后方，当内踝尖与跟腱之间的凹陷处。

【解剖】有胫后动、静脉；布有小腿内侧皮神经，当胫神经之经过处。

【主治】头痛目眩，咽喉肿痛，齿痛，耳聋，耳鸣，咳嗽，气喘，胸痛咳血，消渴，月经不调，失眠，健忘，遗精，阳痿，小便频数，腰脊痛，下肢厥冷，内踝肿痛。

照海 Zhàohǎi

【定位】在足内侧，内踝尖下方凹陷处。

【解剖】在蹈趾外展肌止点；后方有胫后动、静脉；布有小腿内侧皮神经，深部为胫神经本干。

【主治】咽喉干燥，痫证，失眠，嗜卧，惊恐不宁，目赤肿痛，月经不调，痛经，赤白带下，阴挺，阴痒，疝气，小便频数，不寐，脚气。

复溜 Fùliū

【定位】在小腿内侧，太溪直上2寸，跟腱的前方。

【解剖】在比目鱼肌下端移行于跟腱处之内侧；前方有胫后动、静脉；布有腓肠内侧皮神经、小腿内侧皮神经，深层为胫神经。

【主治】泄泻，肠鸣，水肿，腹胀，腿肿，足痿，盗汗，脉微细时无，身热无汗，腰脊强痛。

九、手厥阴心包经

（一）循行部位

手厥阴心包经（图2-9）起于胸中，出属于心包络，通过横膈，依次循序下行，通过胸部、上腹、下腹，联络三焦。

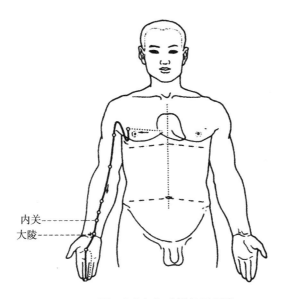

内关----
大陵----

图2-9　手厥阴心包经经脉循行示意图

（二）经络病变的主要症状

失眠多梦、易醒难入睡、心烦胸闷、健忘、呼吸困难、上肢无力。

（三）主要艾灸穴位

内关 Nèiguān

【定位】在前臂掌侧，当曲泽与大陵的连线上，腕横纹上2寸，掌长肌腱与桡侧腕屈肌腱之间。

【解剖】在桡侧腕屈肌腱与掌长肌腱之间，有指浅屈肌，深层为指深屈肌；有前臂正中动、静脉，深层为前臂掌侧骨间动、静脉；布有前臂内侧皮神经，下为正中神经掌皮支，最深层为前臂掌侧骨间神经。

【主治】心痛，心悸，胸痛，胃痛，呕吐，呃逆，失眠，癫狂，痫证，郁证，眩晕，中暑。

大陵 Dàlíng

【定位】在腕掌横纹的中点处，当掌长肌腱与桡侧腕屈肌腱之间。

【解剖】在掌长肌腱与桡侧腕屈肌腱之间，有拇长屈肌和指深屈肌腱；有腕掌侧动、静脉网；布有前臂内侧皮神经，正中神经掌皮支，深层为正中神经本干。

【主治】心痛，心悸，胃痛，呕吐，惊悸，癫狂，痫证，胸胁痛，腕关节疼痛，喜笑悲恐。

十、手少阳三焦经

（一）循行部位

手少阳三焦经（图2-10）起于无名指尺侧端（关冲穴），沿无名指尺侧缘，上过手背，出于前臂伸侧两骨（尺骨、桡骨）之间，直上穿过肘部，沿上臂外侧，上行至肩部，交出足少阳经的后面，进入缺盆，于任脉的膻中穴处散络于心包，向下通过横膈广泛遍属三焦。

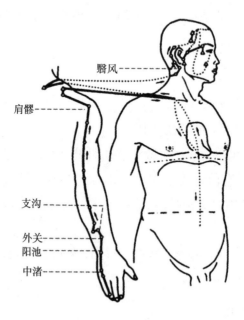

图2-10　手少阳三焦经经脉循行示意图

（二）经络病变的主要症状

耳鸣耳聋、咽喉肿痛、腹胀水肿、遗尿、上肢痛、颈肩无力。

（三）主要艾灸穴位

中渚 Zhōngzhǔ

【定位】在手背部，当环指本节（掌指关节）的后方，第4、5掌骨间凹陷处。

【解剖】有第4骨间肌；皮下有手背静脉网及第4掌背动脉；布有来自尺神经的手背支。

【主治】头痛，目眩，目赤，目痛，耳聋，耳鸣，喉痹，肩背肘臂酸痛，手指不能屈伸，脊膂痛，热病。

阳池 Yángchí

【定位】在腕背横纹中，当指总伸肌腱的尺侧缘凹陷处。

【解剖】皮下有手背静脉网，第4掌背动脉；布有尺神经手背支及前臂背侧皮神经末支。

【主治】腕痛，肩臂痛，耳聋，疟疾，消渴，口干，喉痹。

外关 Wàiguān

【定位】在前臂背侧，当阳池与肘尖的连线上，腕背横纹上2寸，尺骨与桡骨之间。

【解剖】在桡骨与尺骨之间，指总伸肌与拇长伸肌之间，屈肘俯掌时则在指总伸肌的桡侧；深层有前臂骨间背侧动脉和掌侧动、静脉；布有前臂背侧皮神经，深层有前臂骨间背侧及掌侧神经。

【主治】热病，头痛，颊痛，耳聋，耳鸣，目赤肿痛，胁痛，肩背痛，肘臂屈伸不利，手指疼痛，手颤。

支沟 Zhīgōu

【定位】在前臂背侧，当阳池与肘尖的连线上，腕背横纹上3寸，尺骨与桡骨之间。

【解剖】在桡骨与尺骨之间，指总伸肌与拇长伸肌之间，屈肘俯掌时则在指总伸肌的桡侧；深层有前臂骨间背侧和掌侧动、静脉；布有前臂背侧皮神经，深层有前臂骨间背侧及掌侧神经。

【主治】暴喑，耳聋，耳鸣，肩背酸痛，胁肋痛，呕吐，便秘，热病。

肩髎 Jiānliáo

【定位】在肩部，肩髃后方，当臂外展时，于肩峰后下方呈现凹陷处。

【解剖】在三角肌中；有旋肱后动脉；布有腋神经的肌支。

【主治】臂痛，肩重不能举。

翳风 Yìfēng

【定位】在耳垂后方，当乳突与下颌角之间的凹陷处。

【解剖】有耳后动、静脉，颈外浅静脉；布有耳大神经，深部为面神经干从颅骨穿出处。

【主治】耳鸣，耳聋，口眼歪斜，牙关紧闭，颊肿，瘰疬。

十一、足少阳胆经

（一）循行部位

足少阳胆经（图 2–11）起于眼外角（瞳子髎穴），向上到达额角部，下行至耳后（完骨穴），外折向上行，经额部至眉上（阳白穴），复返向耳后（风池穴），再沿颈部侧面行于手少阳三焦经之前，至肩上退后，交出于手少阳三焦经之后，向下进入缺盆部。经腋部、侧胸部、胁肋部，再下行与三焦经会合于髋关节部（环跳穴），再向下沿着大腿外侧、膝外缘下行经腓骨之前，至外踝前，沿足背部，止于第 4 趾外侧端（足窍阴穴）。

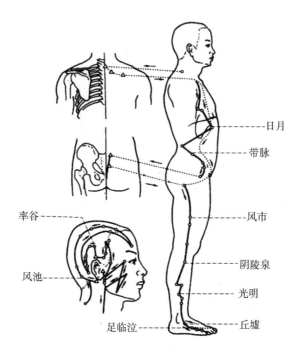

图2-11　足少阳胆经经脉循行示意图

（二）经络病变的主要症状

口苦、偏头痛、失眠、便秘、嗜睡、色素斑点沉着、眉毛稀疏、臀部肥胖。

（三）主要艾灸穴位

率谷 Shuàigǔ

【定位】在头部，当耳尖直上入发际 1.5 寸，角孙直上方。

【解剖】在颞肌中；有颞动、静脉顶支；布有耳颞神经和枕大神经会合支。

【主治】头痛，眩晕，呕吐，小儿惊风。

风池 Fēngchí

【定位】在项部，当枕骨之下，与风府相平，胸锁乳突肌与斜方肌上端之间的凹陷处。

【解剖】在胸锁乳突肌与斜方肌上端附着部之间的凹陷中，深层为头夹肌；有枕动、静脉分支；布有枕小神经分支。

【主治】头痛，眩晕，颈项强痛，目赤痛，目泪出，鼻渊，鼻衄，耳聋，气闭，中风，口眼歪斜，疟疾，热病，感冒，瘿气。

日月 Rìyuè
【定位】在上腹部，当乳头直下，第7肋间隙，前正中线旁开4寸。

【解剖】有肋间内、外肌，肋下缘有腹外斜肌腱膜、腹内斜肌、腹横肌；有肋间动、静脉；布有第7或第8肋间神经。

【主治】胁肋疼痛，胀满，呕吐，吞酸，呃逆，黄疸。

带脉 Dàimài
【定位】在侧腹部，章门下1.8寸，当第11肋骨游离端下方垂线与脐水平线的交点上。

【解剖】有腹内、外斜肌及腹横肌；有第12肋间动、静脉；布有第12肋间神经。

【主治】月经不调，赤白带下，疝气，腰胁痛。

风市 Fēngshì
【定位】在大腿外侧部的中线上，当腘横纹上7寸。或直立垂手时，中指尖处。

【解剖】在阔筋膜下，股外侧肌中；有旋股外侧动、静脉肌支；布有股外侧皮神经，股神经肌支。

【主治】中风半身不遂，下肢痿痹、麻木，遍身瘙痒，脚气。

阳陵泉 Yánglíngquán
【定位】在小腿外侧，当腓骨小头前下方凹陷处。

【解剖】在腓骨长、短肌中；有膝下外侧动、静脉；当腓总神经分为腓浅神经及腓深神经处。

【主治】半身不遂，下肢痿痹、麻木，膝肿痛，脚气，胁肋痛，口苦，呕吐，黄疸，小儿惊风，破伤风。

光明 Guāngmíng

【定位】在小腿外侧，当外踝尖上5寸，腓骨前缘。

【解剖】在趾长伸肌和腓骨短肌之间；有胫前动、静脉分支；布有腓浅神经。

【主治】目痛，夜盲，乳胀痛，膝痛，下肢痿痹，颊肿。

丘墟 Qiūxū

【定位】在外踝的前下方，当趾长伸肌腱的外侧凹陷处。

【解剖】在趾短伸肌起点；有外踝前动、静脉分支；布有足背中间皮神经分支及腓浅神经分支。

【主治】颈项痛，腋下肿，胸胁痛，下肢痿痹，外踝肿痛，疟疾，疝气，目赤肿痛，目生翳膜，中风偏瘫。

足临泣 Zúlínqì

【定位】在足背外侧，第4趾关节的后方，小趾伸肌腱的外侧凹陷处。

【解剖】有足背静脉网，第4趾背侧动、静脉；布有足背中间皮神经。

【主治】头痛，目外眦痛，目眩，乳痛，瘰疬，胁肋痛，疟疾，中风偏瘫，痹痛不仁，足跗肿痛。

十二、足厥阴肝经

（一）循行部位

足厥阴肝经（图2-12）起于足大趾爪甲后丛毛处（大敦穴），沿足背内侧向上，经过内踝前1寸处（中封穴），上行小腿内侧（经过足太阴脾经的三阴交），至内踝上8寸处交出于足太阴脾经的后面，至膝髌内侧（曲泉穴）沿大腿内侧中线，进入阴毛中，环绕过生殖器，至小腹，夹胃两旁，属肝，络胆，向上通过横膈，分布于胁肋部，沿喉咙之后，向上进入鼻咽部，连接目系（眼球后的脉络联系），上经前额到达巅顶与督脉交会。

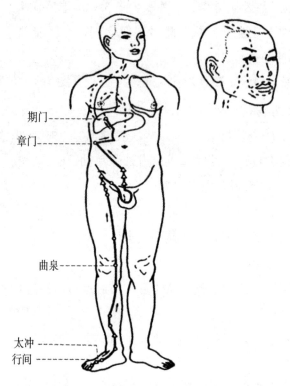

图2-12　足厥阴肝经经脉循行示意图

期门

章门

曲泉

太冲

行间

（二）经络病变的主要症状

口苦咽干、头晕目眩、情志忧郁、胸胁腹痛、乳房疾病、月经不调、视力模糊、兴奋易怒、下肢无力。

（三）主要艾灸穴位

行间 Xíngjiān

【定位】在足背侧，当第1、2趾间，趾蹼缘的后方赤白肉际处。

【解剖】有足背静脉网；第1趾背侧动、静脉；腓神经的跖背侧神经分为趾背神经的分歧处。

【主治】月经过多，闭经，痛经，白带，阴中痛，遗尿，淋疾，疝气，胸胁满痛，呃逆，咳嗽，洞泄，头痛，眩晕，目赤痛，青盲，中风，癫痫，瘾疹，失眠，口歪，膝肿，下肢内侧痛，足跗肿痛。

太冲 Tàichōng

【定位】在足背侧，当第1、2跖骨结合部前凹陷中。

【解剖】在姆长伸肌腱外缘；有足背静脉网、第1跖背侧动脉；布有腓深神经的跖背侧神经，深层为胫神经足底内侧神经。

【主治】头痛，眩晕，疝气，月经不调，癃闭，遗尿，小儿惊风，癫狂，痫证，胁痛，腹胀，黄疸，呕逆，咽痛嗌干，目赤肿痛，青盲，膝股内侧痛，足跗肿，下肢痿痹。

曲泉 Qūquán

【定位】在膝内侧，屈膝，当膝关节内侧端，股骨内侧髁的后缘，半腱肌、半膜肌止端的前缘凹陷处。

【解剖】在胫骨内髁后缘，半膜肌、半腱肌止点前上方；有大隐静脉、膝上动脉；布有隐神经、闭孔神经，深向腘窝可及胫神经。

【主治】月经不调，痛经，白带，阴挺，阴痒，产后腹痛，遗精，阳痿，疝气，小便不利，头痛，目眩，癫狂，膝髌肿痛，下肢痿痹。

章门 Zhāngmén

【定位】在侧腹部，当第11肋游离端的下方。

【解剖】有腹内、外斜肌及腹横肌；有第10肋间动脉末支；布有第10、11肋间神经；右侧当肝脏下缘，左侧当脾脏下缘。

【主治】腹痛，腹胀，肠鸣，泄泻，呕吐，神疲肢倦，胸胁痛，黄疸，痞块，小儿疳积，腰脊痛。

期门 Qīmén

【定位】在胸部，当乳头直下，第6肋间隙，前正中线旁开4寸。

【解剖】有腹直肌、肋间肌；有肋间动、静脉；布有第6、7肋间神经。

【主治】胸胁胀满疼痛，呕吐，呃逆，吞酸，腹胀，泄泻，饥不欲食，胸中热，咳喘，奔豚，疟疾，伤寒热入血室。

第四节　督脉和任脉的艾灸选穴

一、督脉

督，有总督的意思。督脉（图 2-13）行于背正中，能总督一身之阳经，故又称"阳脉之海"。

（一）循行部位

起于胞中，下出会阴，后行于腰背正中，经项部，进入脑内，属脑，并由项沿头部正中线，经头顶、额部、鼻部、上唇、到上唇系带处。

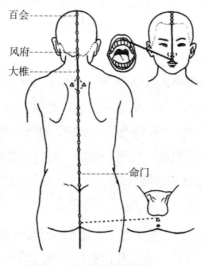

图2-13　督脉循行示意图

（二）经络病变的主要症状

脊柱强直、角弓反张、脊背疼痛、精神失常、小儿惊厥等。

（三）主要艾灸穴位

命门 Mìngmén

【定位】在腰部，当后正中线上，第 2 腰椎棘突下凹陷中。

【解剖】在腰背筋膜、棘上韧带及棘间韧带中；有腰动脉后支及棘间皮下静脉丛；布有腰神经后支内侧支。

【主治】虚损腰痛，脊强反折，遗尿，尿频，泄泻，遗精，白浊，阳痿，早泄，赤白带下，胎屡堕，五劳七伤，头晕耳鸣，癫痫，惊恐，手足逆冷。

大椎 Dàzhuī

【定位】在后正中线上，第 7 颈椎棘突下凹陷中。

【解剖】在腰背筋膜、棘上韧带及棘间韧带中；有颈横动脉分支，棘间皮下静脉丛；布有第 8 颈神经后支内侧支。

【主治】热病，疟疾，咳嗽，喘逆，骨蒸潮热，项强，肩背痛，腰脊强，角弓反张，小儿惊风，癫狂，痫证，五劳虚损，七伤乏力，中暑，霍乱，呕吐，黄疸，风疹。

风府 Fēngfǔ

【定位】在项部，当后发际正中直上 1 寸，枕外隆凸直下，两侧斜方肌之间凹陷处。

【解剖】在项韧带和项肌中，深部为环枕后膜和小脑延髓池；有枕动、静脉分支及棘间静脉丛；布有第 3 颈神经和枕大神经支。

【主治】癫狂，痫证，癔病，中风不语，悲恐惊悸，半身不遂，眩晕，颈项强痛，咽喉肿痛，目痛，鼻衄。

百会 Bǎihuì

【定位】在头部，当前发际正中直上 5 寸，或两耳尖连线中点处。

【解剖】在帽状腱膜中；有左右颞浅动、静脉及左右枕动、静脉吻合网；布有枕大神经及额神经分支。

【主治】头痛，眩晕，惊悸，健忘，尸厥，中风不语，癫狂，痫证，癔病，耳鸣，鼻塞，脱肛，痔疾，阴挺，泄泻。

二、任脉

任，即担任。任脉（图2-14）行于胸腹部的正中，能总任一身之阴经，故有"阴脉之海"的称号。

（一）循行部位

起于胞中，下出会阴，经阴部，沿腹部正中线上行，通过胸部、颈部，到达下唇内，环绕口唇，上至龈交，分行至两目下。

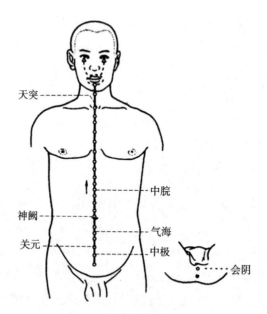

图2-14　任脉循行示意图

（二）经络病变的主要症状

疝气、带下、少腹肿块、月经不调、流产、不孕等。

（三）主要艾灸穴位

中极 Zhōngjí

【定位】在下腹部，前正中线上，当脐中下4寸。

【解剖】在腹白线上，深部为乙状结肠；有腹壁浅动、静脉分支，腹壁下动、静脉分支；布有髂腹下神经的前皮支。

【主治】小便不利，遗溺不禁，阳痿，早泄，遗精，白浊，疝气偏坠，积聚疼痛，月经不调，阴痛，阴痒，痛经，带下，崩漏，阴挺，产后恶露不止，胞衣不下，水肿。

关元 Guānyuán

【定位】在下腹部，前正中线上，当脐中下3寸。

【解剖】在腹白线上，深部为小肠；有腹壁浅动、静脉分支，腹壁下动、静脉分支；布有第12肋间神经前皮支的内侧支。

【主治】中风脱证，虚劳冷惫，赢瘦无力，少腹疼痛，霍乱吐泻，痢疾，脱肛，疝气，便血，溺血，小便不利，尿频，尿闭，遗精，白浊，阳痿，早泄，月经不调，经闭，经痛，赤白带下，阴挺，崩漏，阴门瘙痒，恶露不止，胞衣不下，消渴，眩晕。

气海 Qìhǎi

【定位】在下腹部，前正中线上，当脐中下1.5寸。

【解剖】在腹白线上，深部为小肠；有腹壁浅动脉、静脉分支，腹壁下动、静脉分支；布有第11肋间神经前皮支的内侧支。

【主治】绕脐腹痛，水肿鼓胀，脘腹胀满，水谷不化，大便不通，泻痢不禁，癃淋，遗尿，遗精，阳痿，疝气，月经不调，痛经，经闭，崩漏，带下，阴挺，产后恶露不止，胞衣不下，脏气虚惫，形体赢瘦，四肢乏力。

神阙 Shénquè

【定位】在腹中部，脐中央。

【解剖】在脐窝正中，深部为小肠；有腹壁下动、静脉；布有第 10 肋间神经前皮支的内侧支。

【主治】中风虚脱，四肢厥冷，尸厥，风痫，形惫体乏，绕脐腹痛，水肿鼓胀，脱肛，泄利，便秘，小便不禁，五淋，妇女不孕。

中脘 Zhōngwǎn

【定位】在上腹部，前正中线上，当脐中上 4 寸。

【解剖】在腹白线上，深部为胃幽门部；有腹壁上动、静脉；布有第 7、8 肋间神经前皮支的内侧支。

【主治】胃脘痛，腹胀，呕吐，呃逆，翻胃，吞酸，纳呆，食不化，疳积，鼓胀，黄疸，肠鸣，泄利，便秘，便血，胁下坚痛，虚劳吐血，哮喘，头痛，失眠，惊悸，怔忡，脏躁，癫狂，痫证，尸厥，惊风，产后血晕。

天突 Tiāntū

【定位】在颈部，当前正中线上胸骨上窝中央。

【解剖】在左右胸锁乳突肌之间，深层左右为胸骨舌骨肌和胸骨甲状肌；皮下有颈静脉弓、甲状腺下动脉分支；深部为气管，再向下，在胸骨柄后方为无名静脉及主动脉弓；布有锁骨上神经前支。

【主治】咳嗽，哮喘，胸中气逆，咯唾脓血，咽喉肿痛，舌下急，暴喑，瘿气，噎嗝，梅核气。

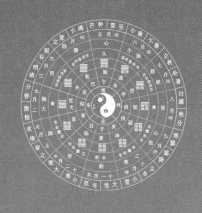

第三章 常见的灸疗器具

《灵枢·官能》曰："针所不为，灸之所宜。"自古以来，艾灸在温通经络、温经散寒、升阳举陷、防病保健等方面起着重要作用。民间俗话亦说"若要身体安，三里常不干""三里灸不绝，一切灾病息"。

由于艾灸集疾病预防、治疗及保健、美容等功能于一身，适用的范围广泛，在医院、美容院甚至居家均可应用，越来越得到国人的喜爱。而灸疗器具也在传统灸具基础上不断发展、创新，队伍不断壮大，从而更好地适应不同受灸者不同部位的需要，现分类介绍部分常见的灸疗器具及使用方法。

第一节 传统灸具

一、单孔、多孔艾灸盒

艾灸盒（图 3-1）是用一种特制的盒形木质灸具，内装艾卷固定在一个部位而施灸的方法。此法最早记载于《肘后备急方》："若身有掣痛，不仁，不随处者，取干艾叶以斛许，丸之，内瓦甑下，塞余孔，唯留一目。以痛处着甑目下，下烧艾以熏之，一时间愈矣。"现代的温灸盒灸法就是在此基础上发展起来的。

艾灸盒按其规格分大、中、小三种：大号长 20cm，宽 14cm，高 8cm；中号长 15cm，宽 10cm，高 8cm；小号长 11cm，宽 9cm，高 8cm。

艾灸盒的制作：取规格不同的木板，厚约 0.5cm，制成长方形木盒，下面不安底，上面制作一个可随时取下的盖，与盒之底部大小相同，在盒内中下部安置铁纱网一块，距底边 3～4cm。艾灸盒有 1～6 孔之分，如果要施灸的面积较小，可以选用单孔或双孔灸器；如果施灸的面积较大，像背部、腹部等，可以使用多孔艾灸盒，可以灸身体的大部分穴位，而且艾灸时热度也正合适。此类灸具应用广泛，一般为木制或竹制。

操作方法：施灸时，把艾灸盒安放于施灸部位的中央（施灸部位应平坦），点燃艾卷后，对准腧穴置于铁纱上，盖上盒盖（注意不能全部盖严，要留有一定的缝隙，使空气流通，艾卷充分燃烧）。温灸盒盖可根据温度高低进行调节，若盒内温度过高，受灸者不能耐受时，应及时将盖子打开。每次可灸 15 ～ 30 分钟，并可一次灸附近的多个腧穴。临床上常常先针刺腧穴，再在上面套上艾灸盒。此灸法适用于灸治一般常见病，如痛经、腰痛、胃脘痛、遗尿、遗精、阳痿、腹泻等。

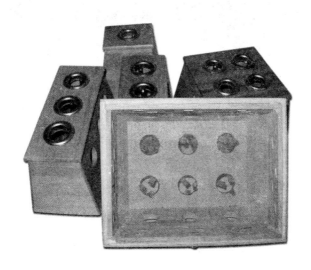

图3-1　各式艾灸盒

二、温筒灸器

温筒灸（图 3-2）是用一种特制的筒状金属灸具，内装艾绒或在艾绒中掺适量药物，点燃后置于患处或腧穴上反复温熨的一种方法。温筒灸器有多种，大都底部有许多小散热孔，内有小筒一个，可以装艾绒及药物，艾火的温热通过小散热孔透达腧穴肌肤之内。温筒灸器常用的有平面式和圆锥式两种，平面式适用于较大面积的灸治，圆锥式作为小面积的点灸用。

操作方法：先将艾绒及药物放入小筒点燃，然后在施灸部位上来回熨烫，至局部发热出现红晕，以受灸者感觉舒适为宜。一般每次灸 15～30 分钟。此灸法适用于风寒湿痹、腹痛、腹泻、腹胀、痿证等。

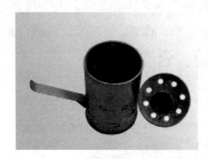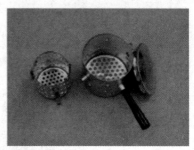

图3-2　温筒灸器

三、苇管灸器

苇管灸（图3-3）是用苇管（也有用竹管的）作为灸器，插入耳内施灸的一种方法。此灸法早在唐初已有记述，如《备急千金要方》卷二十六说："卒中风口㖞，以苇蒿长五寸，以一头刺耳孔中，四畔以面密塞，勿令泄气，一头内大豆一颗，并艾烧之令燃，灸七壮差（瘥）。"之后的《针灸大成》及《针灸集成》均有记述。

苇管灸器制法：目前临床应用的有两种。①一节形苇管灸器：其苇管口直径 0.4～0.6cm，长 5～6cm，苇管的一端做成半个鸭嘴形，另一端用胶布封闭，以备插入耳道内施灸。②两节形苇管灸器：放艾绒一节口径较粗，直径 0.8～1cm，做成半个鸭嘴形，长 4cm；另一节为插入耳道端，口径较细，直径 0.5～0.6cm，长 3cm，将该节插入前节，连接成灸器，插入耳一端用胶布固定、封闭，以备施灸用。

操作方法：施灸时，取半个花生米大小一撮细艾绒，置于苇管器半个鸭嘴形处，点燃，将苇管用胶布封闭一端插入耳道内，施灸时耳部有温热感觉，灸完1壮，再换1壮，每次灸3～9壮，10次为一疗程。此灸法适用于治疗面瘫、眩晕、耳鸣等。

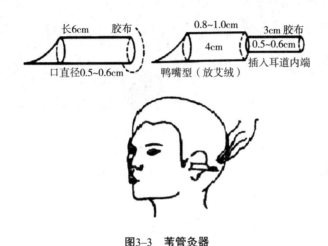

图3-3　苇管灸器

第二节　现代灸具

一、随身灸器

随身灸（图3-4）一般应用于居家，这种灸器具有操作简单、价格低廉且方便携带的优点。随身灸可采用金属、陶瓷等不同材质，但基本设计类似，可以将小的艾灸盒用布料固定于身体的穴位，达到治疗效果，在灸疗的同时还可进行其他的活动，方便实用。

优点：方便、烟小、省艾条。

缺点：火力不够直接，药力需要穿过布套才能渗透到皮肤穴位。

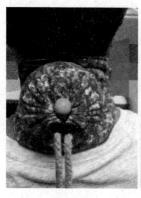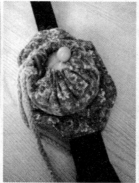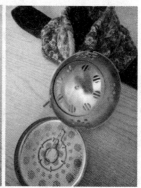

图3-4 随身灸器

操作方法：

（1）将随身灸的盒盖打开，插上艾炷并点燃。

（2）盖上随身灸的盒盖，并将其装入布袋内。

（3）将布袋绑在相应的穴位或部位。

注意事项：

（1）可以旋转上侧的盖子来调整温度。

（2）最好配用直径2.5cm的粗艾条，可增加其火力和耐用时间。

（3）其布包和盒子不用经常清洗，使用久了布包本身会沾附艾油，高温时挥发艾草的药性。

二、艾灸棒

艾灸棒（图3-5）有三种型号：小号、中号、大号。小号艾灸棒配合4mm的无烟艾条，适合做面部美容时使用，中号和大号铜棒适合身体其他部位艾灸。大部分艾灸棒为纯铜或金属制成，也有部分采用陶瓷制作。

优点：可以滚动灸，尤其可以灸面部，可以用于面部美容、调理鼻炎等。

缺点：温度不可调节，烟比较大。

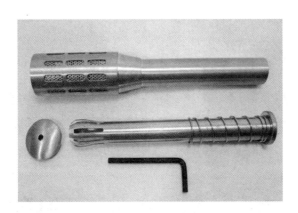

图3-5 艾灸棒

操作方法：

（1）打开艾灸棒的盖子，将艾条插在中间的空隙中。

（2）点燃艾条，并盖好盖子。

（3）可以贴在需要艾灸的穴位或部位，也可滚动灸，面部也可使用。

注意事项：

（1）需要不时地摁美容棒上端，使艾条下移，以保持艾条火头在灸棒头部。

（2）最好选用有烟艾条，中号的无烟艾条用起来感觉温度太烫。

三、陶瓷艾灸杯

以陶瓷为原料，艾灸为主，将多种传统疗法融合的陶瓷艾灸杯（图3-6），杯口设计可做刮痧，还能点穴、拨经，杯身配以按摩乳珠，在艾灸的过程中可以穿插热疗推拿。

优点：火力直接，杯口的聚拢性可增强艾灸效果，并具有多种功能。

缺点：温度不可调节，烟比较大，对艾条的纯度要求高。

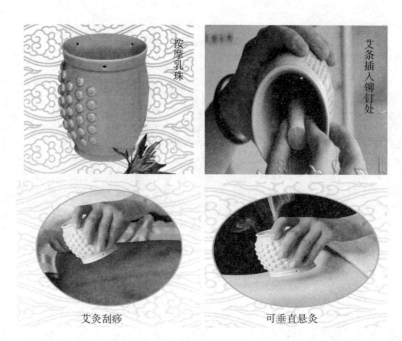

按摩乳珠

艾条插入铆钉处

艾灸刮痧

可垂直悬灸

图3-6　陶瓷艾灸杯

操作方法：

（1）将艾条插入艾灸杯内的铆钉处。

（2）点燃艾条。

（3）可将杯口对准穴位或需要施灸的部位，也可用艾灸杯的边缘刮痧，或用按摩乳珠对相应部位进行按摩。

注意事项：

（1）杯口接触皮肤，艾条离杯口的设置保持2.5cm的安全距离，并保证艾条插入杯底的稳固性。

（2）最好选用纯度较高的艾条，防止艾灰脱落烫伤。

四、艾灸护眼罩

艾灸护眼罩（图3-7），用陶瓷按照人体的眼部结构设计而成，护眼罩内的艾条和眼睛的距离根据普通人的具体耐热度设置恒定，能保证整个艾灸治疗过程中眼周局部都能感受到热力渗透的作用。

优点：舒适方便，操作简单，相对安全。

缺点：温度不可调节，针对部位局限。

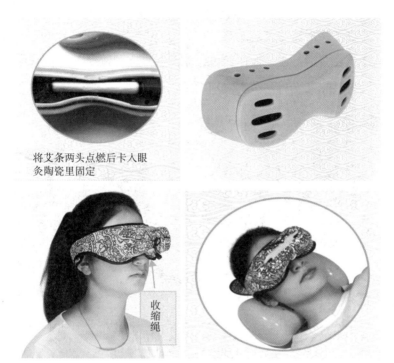

将艾条两头点燃后卡入眼
灸陶瓷里固定

收缩绳

图3-7　艾灸护眼罩

操作方法：

（1）将艾条两头点燃后卡入眼灸陶瓷内固定，并盖上盖子。

（2）将陶瓷放入布袋内，并收好收缩绳。

（3）将艾灸眼罩置于眼部上方，固定即可。

注意事项：

（1）艾条需要点燃两端才放入盒中卡扣。

（2）盒盖盖稳后，拉紧眼罩上的收缩绳。

五、艾灸枕

艾灸枕（图3-8）是用陶瓷制成，专门针对颈椎养护设计的，结合了艾灸的药理效果和灸火的温通以及陶瓷受热的物理疗效。在艾灸枕的自体牵引下，艾绒在枕内燃烧对患病颈椎或者头部进行温和熏蒸，增强局部的血液循环与淋巴循环，缓解和消除平滑肌痉挛，解决了头部这一艾灸难点。

优点：舒适方便，操作简单，相对安全，可调理头部多个方位。

缺点：温度不可调节，针对部位局限。

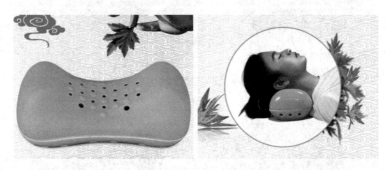

图3-8 艾灸枕

操作方法：

（1）打开艾灸枕的盖子，将艾灸条插入相应位置并点燃。

（2）盖好枕盖，置于头部枕后，当作枕头使用。

注意事项：

（1）仰卧时，可艾灸颈部的督脉、膀胱经。

（2）侧卧时，可艾灸侧头部的胆经、三焦经。

六、足部艾灸盒

足部艾灸盒（图3-9）主要应用于足底穴位，由于人体的足底包含了各个脏器所对应的穴位，足底穴位的保健作用更为突出。足部艾灸盒的制作材质及设计亦大同小异，相当于一个较大的艾灸箱，内部燃艾条，顶部开孔对应于足底穴位。

优点：方便灸足底部，有的还可多用灸腹部、腰部。

缺点：烟比较大。

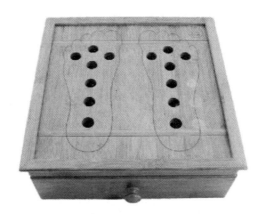

图3-9　足部艾灸盒

操作方法：

（1）打开足部艾灸盒的盖子，将艾条放入相应位置并点燃。

（2）盖上足部艾灸盒的盖子，并将脚放入相应位置。

注意事项：

使用时上面搭大毛巾，防止烟雾熏至颜面部。

七、火龙罐

火龙罐（图3-10）是比较专业的艾灸器具，一般背部使用较多，使用时要按照经络走向摆放在患者背部督脉上，其功效以温、通、调、补为主。

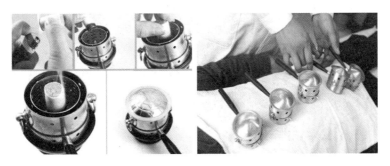

图3-10　火龙罐

优点：精致美观，使用方便，可以随意地固定在身体穴位上，受灸者可自行调节艾条与身体的距离，温度比较好掌握，而且艾条在相对密封的环境下，产生的热能不易散发，火力均衡，渗透力强。

缺点：固定不方便，需要身体不动或手扶持。

操作方法：

（1）打开火龙罐的盖子，插入艾条并点燃。

（2）盖上盖子，即可对准相应治疗部位进行操作。

注意事项：

（1）对要用的艾条、艾绒的质量要求较高。

（2）操作时需要打开灸具下面的通气孔，避免艾条熄灭。

（3）此项操作建议由专业人员进行，不宜自行在家操作。

第三节　创新灸具

一、可调式艾灸盒

现代常用的艾灸箱，设计较呆板，艾灸距离固定，难以保证良好的艾灸温度，容易造成烫伤。需要人工调节艾灸距离，临床常用垫毛巾、垫高艾灸箱、向上提拉艾灸条等方法保证良好的艾灸温度，避免烫伤，但是这些措施容易造成毛巾烫焦、艾灸箱放置不稳定等麻烦。针对以上缺点开发了升降式可调节艾灸盒（图3-11），更好地克服了传统艾灸箱的弊端。

（一）安全性提高

1. 燃烧的艾条与皮肤的距离可进行个性化的调节，满足不同皮肤温度感觉、不同体型的受灸者需求，且能保证最佳的艾灸温度。

调节距离达 3 ～ 5cm。

2.燃烧的艾条不会暴露在艾灸箱外，而是置于盒子里，避免艾条过分燃烧造成着火。

3.艾灸箱固定牢靠，受灸者变动体位不会担心艾灸箱翻倒。从而增加受灸者的安全感，提高受灸者的满意度。

（二）提高临床工作者的工作效率，提高艾灸的治疗质量，提升临床工作者的满意度

1.使用旧方法调节艾条与皮肤的距离操作复杂、不安全、耗时，增加临床工作者的巡视频率。

2.活动性的调节开关设计，减少工作量，并可保证最佳的艾灸温度。

（三）舒适度增加

使用传统的艾灸箱艾灸容易产生较大的烟雾，刺激受灸者及施术者的眼睛及呼吸系统，舒适度减低，改良后的艾灸箱增加防烟、隔烟装置，可解决烟雾问题。

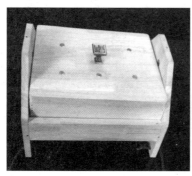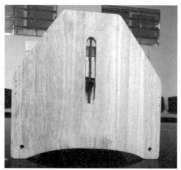

图3-11　可调式艾灸盒

二、安全型艾灸架

针对现在常用的艾灸箱无法横放、艾灰掉落容易烫伤等存在的不足，研制出艾灸安全架（图3-12）。

优点：

（1）燃烧的艾条距离作用皮肤保持5～7cm，且艾灸灰烬不会直接洒落在皮肤上。

（2）艾灸箱可随体位需要进行高度调整，最高可调高10cm。调整艾灸箱的高度操作简单，调整后艾灸箱仍固定牢靠。

（3）艾灸箱固定牢靠，受灸者变动体位不用担心艾灸箱翻倒。

（4）可使受灸者保持舒适体位，特别是腰背部及颈部艾灸者，应用安全架后他们可坐起，可侧卧。

（5）受灸者无负重感，因为艾灸箱没有直接放在身体上，而是用架子支撑起来。

（6）艾条熄灭的概率降低，减少了弹灰的工作。

（7）艾灸安全架使艾灰掉落在木板处，烫伤概率大大下降。

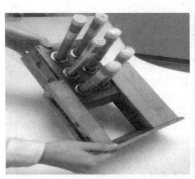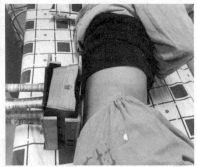

图3-12　安全型艾灸架

三、艾灸椅

现在比较常见、应用较广泛的艾灸治疗方法艾条灸及艾箱灸均存在治疗部位受限、耗时、舒适度及安全性低等问题，难以满足受灸者的需求。而艾灸椅（图3-13）提供一个舒适的座位，可同时完成多部位的灸疗，可供读书、伏案工作时使用，更响应现代养生的理念，特别适合颈肩腰背部灸疗者。

（一）安全性提高

1.燃烧的艾条与皮肤的距离可进行个性化调节，满足不同皮肤温度感觉的患者。

2.艾灸灰烬不会直接洒落在皮肤上，烫伤风险大大减少。

（二）扩大治疗的范围

1.受灸者可同时艾灸颈部、背部、上肢、下肢、会阴部等多个部位。

2.受灸者无负重感，不用担心艾条会移位，艾灸时体位不受限制，艾灸的同时可以读书、看电脑等，学习、娱乐、养生都不耽误。

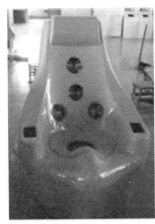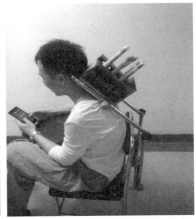

图3-13　艾灸椅

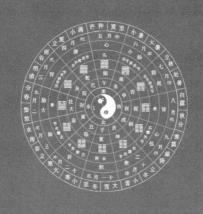

第四章 艾灸疗法的应用

第一节　内科疾病

一、感冒

感冒又称伤风，是以鼻塞、咳嗽、头痛、恶寒发热、全身不适为主症的外感病证。相当于西医学的上呼吸道感染、流行性感冒等。

【病因】普通感冒大部分由病毒引起。在季节变化、过劳、免疫力低下等危险因素影响下，感冒容易发生。

中医认为，感冒是在人体正气不足的条件下，感受六淫之邪（风、寒、暑、湿、燥、火）或疫毒之邪而致的一种外感病。

【症状】感冒常表现为恶寒发热、咽痛头痛、全身酸痛、鼻塞声重、声嘶、咳嗽、流涕喷嚏等。适合艾灸治疗的感冒证型主要是风寒束表型和湿邪夹杂型。其中风寒束表型感冒主要症状为：恶寒重、发热轻、出汗少或无汗、口不渴或渴喜热饮、流清涕，痰稀白。湿邪夹杂型感冒主要症状为：身热微恶风、头胀痛昏沉感、身重倦怠、痰黏涕浊、口中黏腻感、心烦口渴、渴不多饮。

【灸疗方法】常用于治疗感冒的穴位是：大椎、肺俞、风门等。

1. 风寒束表型感冒

主穴：大椎、肺俞、风门。

配穴：鼻塞者，加迎香；咳嗽者，加天突；咽痛者，加少商；头项强痛者，加列缺、风池。

灸法：取相应穴位行温和灸15～20分钟，至颈项部有微汗出。

每日 1 ～ 2 次，病愈即止。

2. 湿邪夹杂型感冒

主穴：大椎、三阴交、阴陵泉。

配穴：脾虚者，加神阙、足三里；有痰者，加丰隆；肾虚者，加肾俞、命门；头身困重者，加气海、关元。

灸法：取相应穴位行温和灸 10 ～ 15 分钟，以皮肤微红为度，每日 1 次，病愈即止。

【注意事项】

（1）注意保暖防风。操作后，如汗出，应及时擦干汗液，防止风寒再入。

（2）饮食均要求清淡营养，禁肥甘厚味、坚硬生冷、刺激及煎炒食物，适当饮温热水。

（3）保持室内空气新鲜，温、湿度适宜。及时增减衣物，基本卫生习惯良好，戒烟，保证充足休息，避免过劳。

（4）冬春季节交替时，老人、儿童及体弱者，注意起居有常，做好预防工作。

（5）日常应坚持锻炼身体，避免久坐。散步、慢跑、太极拳、适当家务劳动等均有益预防感冒。普通人常灸足三里穴可增强体质，有助预防疾病。

二、发热

成人腋下温度正常为 36 ～ 37℃，生理状态下波动范围不超过 1℃。发热是指人体体温超过正常生理波动范围的情况。平静状态下腋下温度为 37.5℃以上考虑为发热。一般发热时还伴有身热恶寒、面赤鼻塞、倦怠、脉数等症状。

【病因】引起发热的原因很多，临床上可分为感染性和非感染性两大类，前者多见。感染性发热多与病毒、细菌及其他病原体感染有关，如上呼吸道感染等。

中医认为，发热原因分外感、内伤两类。外感发热，因感受六淫之邪及疫疠之气所致；内伤发热，多由饮食劳倦或七情变化，导致阴阳失调，气血虚衰所致。

【症状】发热为常见的疾病症状，但因病因辨证复杂，适宜灸疗者范围较为局限。一是外感风寒型发热，热势较低时（38℃以下），其症状同风寒束表型感冒类似，可用灸疗祛风散寒缓解发热；二是各种原因发热出现神昏烦躁者，其主要症状为热势高、面赤气粗、烦躁不安、意识模糊、反应差，可用灸疗引火归原，助热下行，同时密切观察热势变化，以免热能蓄积造成反作用。

【灸疗方法】常用治疗发热的穴位是：大椎、大杼、风门、曲池、尺泽、涌泉。

1. 外感风寒型发热

主穴：大椎、大杼、风门、曲池。

配穴：咽痛咳嗽者，加鱼际；周身疼痛者，加合谷。

灸法：取穴行温和灸 10 ～ 15 分钟，每日 1 ～ 2 次，以皮肤微红为度，视灸热势变化调整。

2. 神昏烦躁型发热

主穴：涌泉、足三里。

配穴：癫痫者，加十宣。

灸法：取穴行强刺激灸 5 ～ 10 分钟，以皮肤微红、点刺有微痛感为度，避免灼伤。灸后观察热势变化，如不降反升，不可施灸；如有缓和趋势，可酌情再用。

【注意事项】

（1）发热期间注意充分休息，被服厚度适当，避免影响散热，尤其是小儿，如有汗出及时擦干，同时慎用擦浴等物理降温，避免风寒再入。

（2）饮食上宜清淡、有营养且易消化，同时补充足够液体。小米粥、姜糖水都是不错的选择。禁油腻厚味、坚硬生冷、刺激性及煎炒食物。外感发热者，可给热姜汤、五虎汤祛寒散热；高热烦躁者，可用棉签蘸温开水湿润其口唇、舌面。必要时静脉补充液体，加强能量支持。

三、咳嗽

咳嗽是一种呼吸道常见的突发性症状，常由气管、支气管黏膜或胸膜受炎症、异物、物理或化学性刺激引起。按症状持续时间可分为急性、亚急性、慢性等；按性质又可分为干咳、湿咳。

【病因】咳嗽无痰或痰量很少为干咳，常见于急性咽喉炎、支气管炎的初期；骤然发生的咳嗽，多见于支气管内异物；长期慢性咳嗽，多于慢性支气管炎、肺结核等。

中医认为，咳嗽是邪犯肺系，肺失宣肃，肺气上逆所致，病位在肺，涉及脾、肾，病因有外感、内伤两类，根据辨证不同，其症状表现各有不同。

【症状】急性咳嗽最常见于上呼吸道感染，辨证为风寒袭肺证型的咳嗽适宜艾灸，其主要症状为：气急咽痒、无痰或痰稀色白、鼻塞流清涕等。慢性咳嗽最常见于各种慢性疾病耗损，辨证为肺脾肾虚证型的咳嗽适宜艾灸，其主要症状为：神疲倦怠、动则咳喘、纳差便溏、腰膝酸软等。

【灸疗方法】常用治疗咳嗽的穴位是：列缺、孔最、太渊、照海、膻中、天突、肺俞。

1. 风寒袭肺型咳嗽

主穴：列缺、膻中、肺俞、大椎。

配穴：咽痒阵咳者，加少商；咽干者，加太渊；流涕鼻塞者，加风门、迎香；痰多者，加丰隆。

灸法：取相应穴位行温和灸 15～20 分钟，每日 1～2 次，以皮肤微红、颈项部微汗为度，病愈即止。

2. 肺脾肾虚型咳嗽

主穴：孔最、照海、太渊、肺俞。

配穴：咯血者，首选孔最；痰多者，加丰隆、三阴交；腰膝酸软者，加肾俞、命门；胸痛者，加膻中；喘促者，加天突、定喘；纳呆便溏者，加关元、气海。

灸法：取相应穴位行温和灸 15～20 分钟，每日 1～2 次，以皮肤微红为度，一般 7～14 日为 1 疗程。

【注意事项】

（1）保持室内空气新鲜，温、湿度适宜，避免刺激性气味及灰尘。应随着季节变化及时增减衣物，防止受凉、感冒。

（2）宜根据体质选用对症功效的药物进行食疗，如风寒外感用紫苏、生姜煎汤温服；肺脾肾虚可用山药、芡实、杜仲等辨证配伍使用。

四、鼻炎

鼻炎即鼻腔炎性疾病，是病毒、细菌、变应原、各种理化因子以及某些全身性疾病引起的鼻腔黏膜的炎症。

【病因】病毒感染是其首要病因，或在病毒感染的基础上继发细菌感染。其次与抗原物质有关，如吸入花粉、尘螨、动物皮屑，或进食易过敏的食物。有的还与遗传因素、鼻黏膜易感性相关。

中医认为，素体肺脾虚弱，或嗜食肥甘厚味，劳倦伤脾，或久病及肾，气血不足，卫表不固，腠理疏松，风寒、水湿、疠气之邪乘虚上犯，闭阻鼻窍而发病。灸疗时应因人因证辨证出方。

【症状】常见症状为鼻塞、流涕、喷嚏等。其中肺气虚寒型鼻炎主要有自汗畏风、咳嗽咯痰等症状；肺脾气虚型鼻炎主要有困倦乏力、食少便溏等症状；肾虚型鼻炎主要有畏寒肢冷、腰膝酸软等症状。鼻塞特点为间歇性，在白天、天热、劳动或运动时鼻塞减轻，而夜间、静坐或寒冷时鼻塞加重。鼻塞的另一特点为交替性，如侧卧时，居下侧之鼻腔阻塞，上侧鼻腔通气良好。由于鼻塞，间或嗅觉减退，或有头痛、头昏、说话呈闭塞性鼻音等症状。

【灸疗方法】常用治疗鼻炎的穴位是：百会、印堂、迎香。

1. 肺气虚寒型鼻炎

主穴：肺俞、风门、迎香、印堂。

配穴：自汗畏风加风门；咳嗽咯痰加天突。

灸法：取相应穴位行温和灸 10 ～ 15 分钟，每日 1 次，以皮肤微红为度。

2. 肺脾气虚型鼻炎

主穴：肺俞、脾俞、百会、迎香。

配穴：困倦乏力加足三里；便溏加神阙。

灸法：取相应穴位行温和灸 10 ～ 15 分钟，每日 1 次，以皮肤微红为度。

3. 肾虚型鼻炎

主穴：肺俞、肾俞、迎香。

配穴：畏寒肢冷加至阳；腰膝酸软加命门。

灸法：取相应穴位行温和灸 10 ～ 15 分钟，每日 1 次，以皮肤微红为度。

【注意事项】

（1）注意清洁鼻腔，防寒保暖，忌生冷、油腻饮食，勿食过敏食物。

（2）春秋季节注意防花粉、尘螨等过敏源。

五、鼻渊

鼻渊，中医病名，相当于西医学的鼻窦炎，是指鼻流浊涕，如泉下渗，量多不止为主要特征的鼻病。常伴头痛、鼻塞、嗅觉减退、鼻窦区疼痛，久则虚眩不已。

【病因】鼻窦炎可分为急性和慢性两种。急性鼻窦炎多由上呼吸道感染引起，细菌与病毒感染可同时并发。慢性鼻窦炎多因对急性鼻窦炎治疗不当，或对其未予彻底治疗以致反复发作，迁延不愈，使之转为慢性。

中医认为，鼻渊有实证与虚证之分，实证多由外邪侵袭，导致肺、脾胃、肝胆的病变而发病；虚证多因肺脾气虚，邪毒久困，凝聚鼻窍而致。

【症状】常见症状有脓涕量多，伴有鼻塞及嗅觉减退，症状可局限于一侧，也可双侧同时发生。部分病人可伴有明显的头痛，头痛的部位常局限于前额、鼻根部或颌面部、头顶部等，并有一定的规律性。其中肺气虚寒型鼻渊主要有自汗畏风、咳嗽咯痰等症状；脾气虚弱型鼻渊主要有困倦乏力、食少便溏等症状。

【灸疗方法】常用治疗鼻渊的穴位是：迎香、攒竹、上星、印堂、阳白。

1. 肺气虚寒型鼻渊

主穴：肺俞、迎香、印堂、四白、上星。

配穴：自汗畏风加风门；咳嗽咯痰加天突。

灸法：取相应穴位行温和灸 10～15 分钟，每日 1 次，以皮肤微红为度。

2. 脾气虚弱型鼻渊

主穴：肺俞、脾俞、百会、迎香、攒竹、印堂。

配穴：困倦乏力加足三里；便溏加神阙。

灸法：取相应穴位行温和灸 10～15 分钟，每日 1 次，以皮肤微红为度。

【注意事项】

（1）注意保持鼻腔清洁通畅，以利鼻窦内分泌物排出。

（2）及时彻底治疗感冒及邻近器官（如牙病）的疾病。

（3）游泳时避免呛水。

六、呃逆

呃逆，俗称"打嗝"，是由于膈肌不由自主地收缩（痉挛），空气被迅速吸进肺内，两条声带之中的裂隙骤然收窄，因而引起的声响，多可自行消退。临床上将持续 48 小时以上的呃逆称为顽固性呃逆。

【病因】 西医认为，呃逆是由于膈神经与迷走神经受到刺激所致的一种非特异性症状。

中医认为，其发病与情志不畅、饮食不节、寒冷刺激等诱导的三焦气机不利、肺失肃降等因素相关。

【症状】 虚寒型呃逆见呃声沉弱，膈间及胃脘不舒，喜暖恶寒，食少困倦，手足不温等；实热型呃逆症见呃逆声音洪亮，口臭烦渴，恶心嗳气，肠鸣矢气，烦躁不安等。

【灸疗方法】 常用治疗呃逆的穴位是：天突、膻中、关元、中脘、内关。

1. 虚寒型呃逆

主穴：天突、内关、中脘。

配穴：脾虚者，加神阙、足三里；肾虚者，加肾俞、命门。

灸法：取相应穴位行温和灸 10～15 分钟，每日 1～2 次，呃止即止。

2. 实热型呃逆

主穴：膈俞、内关、中脘、天突。

配穴：膻中、足三里。

灸法：取穴行强刺激灸 5 ～ 10 分钟，每日数次，呃止即止。以皮肤微红、点刺有微痛感为度，避免灼伤。

【注意事项】

（1）保持精神舒畅，避免暴怒、忧思、过喜等不良情志刺激。情绪不好会引发呃逆，呃逆经久不愈使患者焦躁烦恼，又会加重膈肌痉挛。

（2）饮食应清淡，易消化，寒温适宜，不暴饮暴食，避免饥饱无常；进食时注意力集中，切勿过快，要细嚼慢咽，不大声说话，不看书报。宜选猪肉、牛肉、草鱼、粳米、大麦、小麦、各种青菜和各类新鲜水果。可食山楂粥、淮山粥、麦冬粥及鲜芦根、麦冬、玄参煎汤代茶饮。

七、呕吐

呕吐是指胃失和降，气逆于上，迫使胃中之物从口中吐出的一种病证。有物有声谓之呕，有物无声谓之吐，无物有声谓之干呕，呕与吐常同时发生，故合称呕吐。

【病因】呕吐的病因是多方面的，且常相互影响，兼杂致病，如外邪可以伤脾，气滞可致食停，脾虚可以成饮等。呕吐的病机无外乎虚、实两大类，实者由外邪、饮食、痰饮、气郁等邪气犯胃，致胃失和降，胃气上逆而发；虚者由气虚、阳虚、阴虚等正气不足，使胃失温养、濡润，胃失和降，胃气上逆所致。一般来说，初病多实，日久损伤脾胃，中气不足，可由实转虚；脾胃素虚，复为饮食所伤，或成痰生饮，则因虚致实，出现虚实并见的复杂病机。但无论邪气犯胃，或脾胃虚弱，发生呕吐的基本病机都在于胃失和降，胃气上逆。《济生方·呕吐》云："若脾胃无所伤，则无呕吐之患。"

【症状】实证呕吐主要证型包括：①外邪犯胃，表现为呕吐食物，吐出有力，突然发生，起病较急，常伴有恶寒发热，胸脘满闷，不思饮食，舌苔白；②饮食停滞，表现为呕吐物酸腐，脘腹胀满拒按，嗳气厌食，得食更甚，吐后反快，大便或溏或结，气味臭秽，苔厚腻；③痰饮内阻，表现为呕吐物多为清水痰涎，胸脘满闷，不思饮食，头眩心悸，或呕而肠鸣有声，苔白腻；④肝气犯胃，表现为呕吐吞酸，嗳气频作，胸胁胀满，烦闷不舒，每因情志不遂而呕吐吞酸更甚，舌边红，苔薄白。

虚证呕吐主要证型包括：①脾胃虚弱，表现为饮食稍有不慎，或稍有劳倦，即易呕吐，时作时止，胃纳不佳，脘腹痞闷，口淡不渴，面白少华，倦怠乏力，舌淡苔白；②胃阴不足，表现为呕吐反复发作，但呕吐量不多，或仅吐唾涎沫，时作干呕，口燥咽干，胃中嘈杂，似饥而不欲食，舌红少津。

【灸疗方法】常用治疗呕吐的穴位是：脾俞、内关、中脘、足三里。

1. 外邪犯胃型呕吐

主穴：大椎、中脘、内关。

配穴：间使、合谷。

灸法：温和灸或回旋灸，每次 3～5 穴，每穴 10～20 分钟，每日 1～2 次。

2. 痰饮内阻型呕吐

主穴：脾俞、中脘、足三里、丰隆。

配穴：章门、公孙。

灸法：艾炷隔姜灸，每次 3～5 穴，每穴各灸 5～7 壮，7 次为 1 个疗程。

3. 脾胃虚寒型呕吐

主穴：脾俞、中脘、神阙、内关。

配穴：足三里、隐白。

灸法：艾炷隔姜灸，每次 3～5 穴，每穴各灸 5～7 壮，7 次为 1 个疗程。

4.脾胃阳虚型呕吐

主穴：内关、中脘、胃俞、脾俞、阴陵泉。

配穴：上脘、梁门、上巨虚。

灸法：艾炷隔姜灸，每次 3～5 穴，每穴各灸 3～9 壮，7 次为 1 个疗程。

5.饮食停滞型呕吐

主穴：中脘、内关、胃俞。

配穴：足三里、上巨虚。

灸法：温和灸或回旋灸，每次 3～5 穴，每穴 10～20 分钟，每日 1～2 次。

6.肝气犯胃型呕吐

主穴：太冲、膻中、内关、肝俞。

配穴：行间、阳陵泉。

灸法：温和灸或回旋灸，每次 3～5 穴，每穴 10～20 分钟，每日 1～2 次。

【注意事项】

（1）起居有时，顺应季节变化。冬春之季，须防寒保暖，尤应注意胃脘部保暖。生活有节，避免风寒暑湿之邪或秽浊之气入侵。

（2）调摄精神，保持心情舒畅，避免情志刺激而诱发呕吐，对肝气犯胃者，尤当注意。

（3）饮食有节，定时定量。可常食健脾祛湿之品，如淮山药、芡实、扁豆、薏苡仁等。脾胃素虚者，饮食不宜过多，勿同时进食生冷瓜果，禁服寒凉药物。若胃中有热，忌食肥甘厚腻、辛辣香燥之品，禁服温燥药物，戒烟戒酒。

（4）对呕吐不止者，应卧床休息，密切观察病情变化。服药应少量频服，根据患者情况，以热饮为宜，并可加入少量姜汁或生姜。

（5）加强锻炼。如散步、慢跑、太极拳、八段锦等，或用手掌自上脘向下按摩胃脘部，反复20次，每日数次，以增强脾胃功能。

八、胃痛

胃痛又称胃脘痛，是指上腹部近心窝处经常疼痛，俗称"心口痛"，实为胃痛。

【病因】中医认为，胃痛有实证与虚证之分。实证为气机阻滞，不通则痛；虚证为胃腑失于温煦或濡养，失养则痛。胃痛不外乎两个原因，一是由于忧思恼怒，肝气失调，横逆犯胃引起；二是脾不健运，胃失和降而导致。忧思恼怒，肝气犯胃；气郁伤肝，肝失疏泄，横逆犯胃；气机阻滞，胃失和降，均可导致胃脘疼痛。而嗜食辛辣，长期酗酒，过食生冷，暴饮暴食，食滞中焦，气机不利或胃阳被遏，胃痛乃作。脾胃虚弱，病后脾胃受损或素体脾胃虚弱，中阳不运，寒从内生，精微不化，则致升降失司、气机阻滞而发疼痛。

【症状】胃脘疼痛，其疼痛有胀痛、刺痛、隐痛、剧痛、冷痛等，常伴有打嗝、胀气、恶心呕吐、腹泻、胸闷、食欲不振、泛酸、嗳气吞腐等上消化道症状。

实证上腹胃脘部暴痛，痛势较剧烈，痛处拒按，饥时痛减，纳后痛增。饮食所伤者，兼见胃脘疼痛，嗳腐吞酸，进食痛增，呕吐或矢气后痛减，大便不爽，时干时稀，气味臭，苔厚腻，脉滑。若胃脘胀满，脘痛连胁，嗳气频频，吞酸，大便不畅，每因情志因素而诱发，心烦易怒，善太息，为肝气犯胃。虚证胃痛以虚寒型胃痛多见，胃脘部疼痛反复发作，表现为隐痛喜按，得热痛减，空腹痛甚，兼见泛吐清水，喜暖，大便溏薄，神疲乏力，或手足不温，恶心呕吐，食少纳差，口淡无味，面色苍白。

【灸疗方法】常用治疗的穴位：中脘、胃俞、内关、足三里。

1. 寒邪犯胃型胃痛

主穴：中脘、内关、胃俞、足三里。

配穴：气海、关元、梁门。

灸法：每次选择 5 个穴位，艾条温和灸，每穴 10～15 分钟。或艾炷隔姜灸，中脘 3～7 壮、梁门 3～7 壮、胃俞 3～7 壮、气海或关元 5～7 壮、足三里 3～9 壮、内关 5～7 壮。7 天为 1 疗程。

2. 饮食伤胃型胃痛

主穴：中脘、足三里。

配穴：内庭、章门、上巨虚。

灸法：蒜泥灸，每穴 10 分钟，每日 1～2 次。10 天为 1 疗程。

3. 肝气犯胃型胃痛

主穴：中脘、足三里、肝俞。

配穴：梁门、章门。

灸法：温和灸，每穴 10 分钟，每日 1 次。15 次为 1 疗程。

【注意事项】

（1）要注意养成规律的生活与饮食习惯，忌暴饮暴食、饥饱不匀，饮食有节制。胃痛持续不已者，应在一定时期内进流质或半流质饮食，少食多餐，以清淡、易消化的食物为宜；忌粗糙多纤维饮食，尽量避免食用浓茶、咖啡、烟酒和辛辣生冷、粗硬、酸性食物等，进食宜细嚼慢咽。慎用水杨酸、肾上腺皮质激素等西药。同时保持乐观的情绪，避免过度劳累与紧张烦恼和忧虑，也是预防本病复发的关键。

（2）食疗方推荐：①粳米 60g，砂仁细末 5g。粳米加水煮粥，待粥好后调入砂仁末，再煮沸 1～2 分钟开后即可。早晚服食。此方对虚寒胃痛、胀满、呕吐有效。②鲜姜 3～5 片，红糖适量，以开水沏泡，趁热饮服，服后取微汗。适用于寒气犯胃的胃痛。

九、便秘

便秘是指粪便在肠内滞留过久，秘结不通，排便周期延长；或周期不长，但粪质干结，排出艰难；或粪质不硬，虽有便意，但排便费力的病证。

【病因】引起便秘的主要发病原因有饮食不节、情志失调、外邪犯胃、体虚。便秘的基本病变属大肠传导失常，同时与肺、脾、胃、肝、肾等脏腑的功能失调有关。

【症状】肠道实热者大便干结伴有腹胀腹痛，口干口臭，面红心烦，或有身热，小便短赤；脾气虚弱者多四肢不温，嗳气，胸胁痞满，或便后疲乏，或头晕目眩等。

【灸疗方法】常用的治疗便秘的穴位是：天枢、支沟、上巨虚。

1. 肠道实热引起的大便秘结

主穴：天枢、支沟、水道、归来。

配穴：不思饮食者，加合谷；胃火旺盛者，加内庭。

灸法：温和灸，每日每部位1次，每次15分钟，火力要壮，使局部有温热感，以不感烧灼为度，直到施灸的皮肤温热红晕为宜，3～5日为1疗程。

2. 脾气虚弱引起的大便不畅

主穴：天枢、大肠俞、足三里、三阴交。

配穴：脘腹胀痛者，加脾俞；便后乏力者，加气海。

灸法：温和灸，每日每部位1次，每次15分钟，以皮肤微红、皮下透热为度，5～7次为1疗程。

【注意事项】

（1）起居适宜：养成良好的排便习惯，每日定时排便，避免滥用泻药。应避免以下情况使排便习惯受到干扰——精神紧张、生活规律的改变、长途旅行、过度疲劳等。

（2）**饮食调护**：①注意饮食以清淡为主，搭配合理膳食，摄入足够水分，食物不能过于精细，多吃粗纤维的食物及香蕉、西瓜等水果；勿过食辛辣厚味或饮酒过度，因浓茶及苹果等含鞣酸较多有收敛作用，可致便秘，应尽量不食或少食。②食疗推荐：热秘——白萝卜蜜汁：白萝卜 300g，蜂蜜 30mL。白萝卜切碎榨汁，加入蜂蜜，空腹一次服下。气秘——红薯奶粥：红薯 250g，牛奶 100g，粳米 100g。红薯切碎与粳米同煮，煮至半熟，放入牛奶。虚秘——三仁拌蜜：松子仁 20g，核桃仁 40g，柏子仁 20g。将三仁捣烂，用蜂蜜拌匀食用。

（3）**运动适宜**：合理安排生活和工作，做到劳逸结合。适当的有氧运动，特别是腹部运动有利于胃肠功能的改善。对于久坐少动和精神高度集中的脑力劳动者，每日起床排空小便后站立，两脚与肩同宽，身体放松，按顺时针方向反复环形按摩腹部 30 ～ 50次，坚持每日 1 次，并养成定时排便的习惯。多做提肛运动，深吸气时收缩并提肛门，呼气时将肛门放松，一收一放为一次，每日做 20 ～ 30 次，可改善肛门局部血液循环，预防便秘。

十、泄泻

泄泻是指每天大便次数增加或排便次数频繁，粪便稀薄或含有黏液、脓血，或者还含有不消化的食物及其他病理性物质。

【**病因**】腹泻分为急性腹泻与慢性腹泻两类。前者是指腹泻呈急性发病，历时短暂；而后者常指腹泻超过 2 个月者，多因外感寒凉（风寒、暑湿为多）或内伤饮食、过食生冷所致。

【**症状**】急性腹泻起病急骤，粪便稀薄，酸臭或腥臭者为湿寒，大便黏腻者为湿热。脾虚泄泻为常见的慢性消化道疾病，其症见大便时溏时泄，迁延反复，完谷不化，不思饮食，食后脘闷不舒，稍进油腻食物则大便次数增多。

【灸疗方法】常用治疗腹泻的穴位是：神阙、天枢、足三里。

1.寒湿、湿热引起的急性泄泻

主穴：天枢、上巨虚、阴陵泉、水分。

配穴：寒湿者，加神阙（隔姜灸）；湿热者，加内庭。

灸后热敷：神阙。

灸法：取相应穴位行温和灸 10 ～ 15 分钟，每日 3 次，以皮肤微红为度，3 ～ 5 次为 1 疗程。

2.脾肾虚引起的慢性泄泻（五更泄）

主穴：神阙、天枢、足三里、公孙。

配穴：脾虚者，加脾俞、太白；肝郁者，加太冲；肾虚者，加肾俞、命门。

灸后热敷：神阙、关元。

灸法：取相应穴位行温和灸 5 ～ 10 分钟，每日 1 ～ 2 次，以皮肤微红为度，一般 7 ～ 14 次为 1 疗程。

【注意事项】

（1）泄泻严重者，可短时间禁食，通过医院静脉输液补充营养及液体。症状好转后，进食宜稀软。由淡米汤、淡果汁、面汤等，逐步改为少渣、少油流质，如稀粥、挂面汤、面包等，禁油腻厚味、坚硬生冷、刺激性及煎炒食物。

（2）伤津脱液者，可予梨汁、荸荠汁、鲜苇根汁、麦冬汁、藕汁；年老体衰者，不宜口服时，可用棉签蘸湿各种汁液，或用温开水润湿其口唇、舌面。

十一、心悸

心悸是指自觉心中悸动不安，甚至不能自主的一种自觉症状。一般多呈阵发性，每因情志波动、惊恐或劳累而发作，且常伴胸闷、气短、失眠、健忘、眩晕、耳鸣等症。

【病因】心悸一般分为惊悸和怔忡两种。前者多因惊恐、恼怒所诱发，全身情况较好，发作时间短，病情较轻；后者则外无所惊而自觉心悸不安，稍劳即发，全身情况较差，病情较重。

中医认为，心悸有五种诱因，乃心神不宁、心血不足、阴虚火旺、阳气衰弱、水饮内停也。灸疗时因人因证辨证出方。

【症状】心悸以虚证为多，或见虚中夹实。其主症为惊悸、怔忡、夜寐不宁。心神不宁症见善惊易恐，少寐多梦，舌苔薄白，脉象动数；心血不足症见面色不华，头晕目眩，多梦易醒，舌淡苔白，脉细弱；阴虚火旺症见心烦少寐，头晕目眩，手足心热，舌红少苔，脉细弱；阳气虚衰症见胸闷气短，畏寒，肢冷，舌质淡白，脉象虚弱或沉细而数；水饮内停症见恶心吐涎，胸脘痞满，形寒肢冷，小便短少，下肢浮肿，舌苔白滑，脉弦滑。

【灸疗方法】常用治疗心悸的穴位是：心俞、内关、神门、巨阙、膻中等。

1. 心神不宁、心血不足引起的心悸

主穴：心俞、内关、神门、巨阙。

配穴：心神不宁（善惊易恐）者，加胆俞、大陵；心血不足（久病血虚）者，加脾俞、足三里；头晕目眩者，加风池、百会；失眠多梦者，加三阴交、太冲。

灸法：取相应穴位行艾条温和灸 10～15 分钟，以皮肤微红为度。每日 1～2 次，10 次为 1 个疗程。

2. 阴虚火旺、阳气衰弱引起的心悸

主穴：心俞、内关、神门、膻中。

配穴：胸闷气短者，加中脘、足三里；头晕目眩者，加风池、百会；阴虚火旺（虚烦多梦）者，加太虚、三阴交、肾俞；心阳不足（形寒肢冷）者，加气海、关元、通里。

灸法：取相应穴位行艾条温和灸 10 ～ 15 分钟，以皮肤微红为度。每日 1 ～ 2 次，10 次为 1 个疗程。

3. 水饮内停引起的心悸

主穴：心俞、内关、神门、巨阙。

配穴：恶心吐涎者，加脾俞、阴陵泉；胸脘痞满者，加中脘；水饮内停者，加阴陵泉、三焦俞、中脘、足三里。

灸法：取相应穴位行艾条温和灸 10 ～ 15 分钟，以皮肤微红为度。每日 1 ～ 2 次，10 次为 1 个疗程。

【注意事项】

（1）生活起居有序，居住环境安静，避免恶性刺激及突发而来的高音噪音，以免诱发心悸。

（2）注意锻炼身体，以增强心、肺的功能，避免外邪入侵。

（3）饮食有节，勿食过饱，勿食肥甘厚味，戒烟慎酒，忌浓茶、咖啡，限制钠盐摄入，保持二便通畅，勿努挣。心脾两虚者，可予营养丰富、健脾益气生血之品，如枸杞子粥、黄芪粥、红枣木耳汤等；阴虚火旺者，以清淡养阴而富于营养为原则，以水果、蔬菜、豆类为宜；心阳不振者，以清淡细软、益气温阳之品，如八宝莲子粥、桂圆柏子仁汤等；水肿者，应限制饮水量，给予低盐或无盐饮食。

（4）调畅情志，保持乐观开朗的情绪。

（5）积极治疗原发疾病，如各种心脏病等，对预防心悸发作具有重要意义。

十二、心功能衰竭

心功能衰竭简称心衰，是以心悸、气喘、肢体水肿为主症的一种病证。主要因先天不足、外邪侵入、情志内伤及年老体弱所致心之气血阴阳受损，脏腑功能失调，血脉通行受阻，水湿瘀血内停而发为本病。

【病因】心衰总属本虚标实之证，临床多表现虚实夹杂，标实有水饮、痰浊、血瘀、气滞之分，本虚有阴阳气血不同。与外感风寒湿、风湿热、疫毒之邪，饮食不节，情志失调，劳逸失度，年老久病，禀赋异常等有关。

【症状】心衰早期表现为乏力、气短，动则气喘、心悸，继而喘悸加重，喘不得卧，尿少肢肿，腹胀纳呆等。气虚血瘀者症见神疲乏力，自汗，舌质紫暗或有瘀斑，脉沉细、涩或结代；痰浊者症见痰多色白如泡，烦渴不欲饮，舌苔白厚腻；气滞者症见肝胁疼痛，情志不畅，心烦郁闷，脉弦滑；水饮内停者症见胸闷脘痞，舌淡苔白厚腻，脉滑数；气阴两虚者症见心烦失眠，口干咽燥，小便短赤，甚则潮热盗汗，舌质暗红，少苔或无苔，脉细数或虚数；阳虚水泛者症见形寒肢冷，舌淡暗，苔白，脉沉弱或沉迟。

【灸疗方法】常用治疗心衰穴位是：肺俞、内关、心俞、气海、三阴交、三焦俞等。

1. 血瘀、痰浊、气滞、水饮内停引起的心衰

主穴：肺俞、内关、心俞、三焦俞。

配穴：血瘀者加巨阙、中脘；痰浊者加太渊、丰隆；气滞者加合谷、三阴交；水饮内停者加阴陵泉、三焦俞、中脘、足三里。

灸法：取相应穴位行艾条温和灸10～15分钟，以皮肤微红为度。每日1次，10次为1个疗程。

2. 气阴两虚、阳虚水泛引起的心衰

主穴：肺俞、内关、心俞、气海、三阴交。

配穴：阴虚者加肾俞、太溪；阳虚者加肾俞、脾俞、关元、通里；气虚者加足三里、膻中、涌泉。

灸法：取相应穴位行艾条温和灸10～15分钟，以皮肤微红为度。每日1次，10次为1个疗程。

【注意事项】

（1）调摄精神，避免七情过极，避免不良刺激。

（2）饮食宜低盐清淡饮食，避免膏粱厚味，忌暴饮暴食和食海鱼、虾、蟹、辛辣刺激之品。阳虚水泛者，可食温阳活血利水之品，如桂枝、生姜温通心肾，丹参、川芎、牛膝活血利水。

（3）合理休息，适当减少活动。重度心衰应严格限制下床活动，体位以半卧位为宜。轻中度可进行适当的康复运动训练，活动以不加重心衰为原则，以提高心脏代偿能力，改善生活质量。

（4）积极治疗原发疾病，如心悸、心痛等，消除导致心衰的各种诱发因素。

（5）水肿者，注意出入量要平衡，保持皮肤、口腔卫生，防止继发感染。

十三、胸痹

胸痹是因胸阳不振，阴寒、痰浊留踞胸廓，或心气不足，鼓动乏力，使气血痹阻，心失所养所致，以胸闷及发作性心胸疼痛为主要表现的内脏痹病类疾病。

【病因】胸痹多与寒邪内侵、饮食不节、情志失调、劳倦内伤、年迈体虚等因素有关。总属本虚标实之证，临床多表现虚实夹杂，标实有阴寒、痰浊、血瘀之分，本虚有阴阳气血不同。发作急剧时以实证为主，缓解时以虚证为主。

【症状】胸痹以胸闷胸痛，甚则胸痛彻背，喘息不得卧为主要临床症状。心血瘀阻症见心悸不宁，刺痛固定不移，舌质紫暗，脉象沉涩；痰浊壅塞症见气短喘促，痰多，苔浊腻，脉滑；阴寒凝滞症见感寒痛甚，舌苔白，脉沉细；心肾阴虚症见心悸盗汗，心烦不寐，腰膝酸软，耳鸣，舌红，脉细涩；阳气虚衰症见畏寒肢冷，舌淡白或紫暗，脉沉细；心血不足症见面色无华，舌淡白，脉细弱。

【灸疗方法】常用治疗胸痹穴位是：神门、内关、心俞、膻中、合谷等。

1. 心血瘀阻、痰浊壅塞、阴寒凝滞引起的胸痹

主穴：神门、内关、心俞、膻中。

配穴：血瘀者加巨阙、中脘；痰浊者加太渊、丰隆；寒凝者加气海、关元。

灸法：取相应穴位行艾条温和灸 10 ～ 15 分钟，以皮肤微红为度。每日 1 次，10 次为 1 个疗程。

2. 心肾阴虚、阳气虚衰、心血不足引起的胸痹

主穴：神门、内关、心俞、膻中、合谷。

配穴：阴虚者加肾俞、太溪、三阴交；阳虚者加气海、关元、通里；心血不足者加脾俞、足三里。

灸法：

（1）取相应穴位行艾条温和灸 15 ～ 20 分钟，以皮肤微红为度。每日或隔日灸 1 次，10 次为 1 个疗程。

（2）取相应穴位行艾炷隔姜灸，用麦粒大艾炷，各灸 10 ～ 50 壮，每日或隔日灸 1 次，10 次为 1 个疗程。

【注意事项】

（1）调摄精神，保持心情平静愉快，避免情志过激引起胸痛。

（2）饮食忌过食肥甘，宜低盐清淡饮食，多食蔬菜水果，戒烟酒。

（3）注意劳逸适度，坚持适当的体育锻炼，如太极拳、八段锦等，以促进心肺功能，使气血调畅，有利康复，但强度以不引起胸痹发作为原则。

（4）保持大便通畅，避免用力引起胸痛发作，应随四时气候变化增减衣被。

（5）遵医嘱服药，定时复诊，随身携带急救药如硝酸甘油、硝酸异山梨酯、速效救心丸等，以便发作时服用，争取尽早缓解。

（6）积极防治有关疾病，如上呼吸道感染、高血压、糖尿病等。

十四、不寐

不寐，又称为"目不暝""不得眠""不得卧"，即一般所谓的失眠。指经常性的睡眠减少，轻者入睡困难，或寐而不酣，时寐时醒，或醒后不能再寐，重者彻夜不眠。

【病因】常因饮食不节，情志失常，劳倦、思虑过度，病后体虚而发病。一般临床可根据症状，将不寐分为虚证与实证。虚证多属阴血不足，重在心、脾、肝、肾；实证多因肝郁化火，食滞痰浊，胃腑不和。

中医认为，不寐有五种诱因，乃心血不足、肝郁、胆怯、脾肾亏虚、胃失和降也。灸疗时因人因症辨证出方。

【症状】虚证不寐为临床常见多发病，主要症状表现为睡眠时间、睡眠深度的不足以及不能消除疲劳、恢复体力与精力，当睡不睡，难入睡意。心脾两虚症见心悸健忘，头晕目眩，面色无华，肢倦神疲，舌淡苔薄，脉细弱；心胆气虚症见胆怯心悸，舌质淡，脉弦细；肾阴虚症见头晕耳鸣，腰酸梦遗，五心烦热，健忘，舌质红，少苔，脉细数；肝郁症见情绪不宁，烦躁易怒，舌红苔薄腻，脉弦；胃失和降症见不思饮食，胃脘胀满作痛，嗳气吞酸，呃逆呕吐，或痰浊壅塞，舌红苔黄，脉滑数。

【灸疗方法】常用治疗不寐穴位是：神门、三阴交、心俞、足三里等。

1.虚证不寐

虚证不寐多由心血不足、胆怯、脾肾亏虚引起。

主穴：神门、三阴交、心俞、足三里。

配穴：头晕目眩者加风池、太阳；多梦者加魄户；健忘者加百会、志室；耳鸣者加听宫；肢倦神疲者加百会；五心烦热者，加内关；肾阴虚者加肾俞、太溪；肾阳虚者加命门、气海、关元；心脾两虚者加脾俞、大陵；心胆气虚者加胆俞、丘墟、百会。

灸法：取相应穴位行艾条温和灸 10～15 分钟，每日 1 次，10～15 次为 1 个疗程。以皮肤微红为度，在睡眠前灸治效果较好。

2. 实证不寐

实证不寐多由肝郁、胃失和降引起。

主穴：神门、三阴交、心俞、足三里。

配穴：烦躁易怒者加肝俞、太冲；肝气郁结者加太冲、肝俞、阳陵泉、安眠穴；痰浊者加丰隆、中脘；胃中不和者，加中脘、内关。

灸法：

（1）取相应穴位行艾条温和灸 15～20 分钟，每日或隔日灸 1 次，10 次为 1 个疗程。以皮肤微红为度，在睡眠前灸治效果较好。

（2）取相应穴位行艾炷隔姜灸，用黄豆大艾炷，各灸 5～10 壮，每日灸 1 次，5 次为 1 个疗程。

【注意事项】

（1）起居有常，养成有规律的作息习惯，早卧早起，适当参加体力活动及户外活动，增强体质，睡前用热水泡脚或饮热牛奶一杯促进睡眠。

（2）饮食有节，不过食肥甘厚味，少进辛辣焦燥食物。晚餐要清淡，勿过饱，睡前避免饮用浓茶咖啡等过度兴奋刺激饮料、食物。心脾两虚者可多食补益心脾的食物，如莲子粥、黄芪红枣粥等。肝气郁结者可常食柑橘、金橘等理气之品。

（3）调理情志，避免七情刺激。保持乐观开朗的情绪，做到喜怒有节，合理安排生活和工作。

（4）长期服用安眠药物，易形成对安眠药物的依赖而引起神经精神系统的损害和智能障碍，故安眠药物应在医生指导下服用。

十五、高血压病

高血压病是以体循环动脉血压增高为主要临床特征，并伴有血管、心、脑、肾等器官病理性改变的全身性疾病。成年人收缩压在140mmHg以上，并（或）伴有舒张压在90mmHg以上，排除继发性高血压，并伴有头痛、头晕、耳鸣、健忘、失眠、心跳加快等症状，即可确诊为高血压病。

【病因】中医认为，本病病因与情志失调、饮食不节、久病过劳以及先天禀赋异常等因素有关。上述病因引起机体阴阳平衡失调，脏腑、经络、气血功能紊乱，导致风、火、痰、瘀扰乱清窍；或气血、髓海不足，脑失所养，形成眩晕、头痛。

【症状】本病通常起病隐袭，病情发展缓慢，早期常无症状，约半数人于体检时才发现血压升高。痰湿壅盛型高血压多见于肥胖人群，以血压升高兼有头晕、头胀，沉重如裹，胸闷多痰，肢体麻木为主要症状。气虚血瘀型主要有血压升高，兼有头晕、头痛如刺，痛有定处，胸闷心悸等症状；阴阳两虚型主要有血压升高，兼有头晕目眩，心悸失眠，畏寒肢冷，小便清长等症状。

【灸疗方法】常用治疗高血压的穴位是：丰隆、足三里、百会、气海、神阙。

1.痰湿壅盛型高血压病

主穴：丰隆、足三里、百会。

配穴：头痛、头晕者，加风池、大椎。

灸法：百会穴宜压灸，将艾炷置于百会穴上，用线香点燃，待艾炷燃至1/3～1/2时用艾条顶端或压舌板将艾炷压住，待热量退去后重复操作，每次灸 5 壮。

2. 气虚血瘀型高血压病

主穴：气海、血海、膈俞。

配穴：头痛、头晕者，加风池、大椎。

灸法：取相应穴位行温和灸 15 ～ 20 分钟，以皮肤微红为度，每日 1 ～ 2 次，一般 7 ～ 14 次为 1 疗程。

3. 阴阳两虚型高血压病

主穴：神阙、关元、涌泉。

配穴：健忘、心悸、气急、疲劳者，加神门、肾俞。

灸法：神阙穴宜隔姜灸，将生姜切成硬币大小厚约 0.3cm 的薄片，用针在姜片上穿数个小孔，患者平卧位，将姜片置于神阙（肚脐）正上方，将艾炷置于姜片上，用线香点燃，待患者感觉温热后移去艾炷，重复操作，共灸 5 壮，热量以患者耐受为度。

【注意事项】

（1）**起居适宜**：适应四时气候变化，注意防寒防暑。养成有规律的睡眠习惯，保证规律、充足的休息和睡眠，早睡不熬夜。

（2）**食疗推荐方**：合理配膳，要控制能量的摄入，限制脂肪及盐的摄入，可适量摄入蛋白质，多吃含钾、钙丰富而含钠低的食物，多吃含粗纤维的食物，保证大便通畅。

（3）**运动适宜**：注意劳逸结合，可选择散步、慢跑、打太极拳、气功等节律慢、活动量小的项目，以不疲劳为宜。

十六、水肿

水肿是因外感风邪水湿，或皮肤疮毒，或饮食不当，以及劳欲体虚等因素而导致肺、脾、肾三脏气化功能失调所致，以头面、眼睑、四肢、腹背，甚至全身浮肿为特征的一类病证。

【病因】中医认为其病理机制以脾胃功能失调为中心，阴阳气血不足，尤其阳气不足为病变之本；以水湿、湿热、瘀血阻滞为病变之标，表现为虚中夹实之证；病程中易感外邪，也常因外感而加重病情。如病情迁延，正气愈虚，邪气愈盛，日久则可发生癃闭、肾衰竭等病。

【症状】中医将水肿分为阳水和阴水，其中阳水多由风邪、疮毒、水湿引起。发病较急，每成于数日之间，肿多由面目开始，自上而下，继及全身，肿处皮肤绷急光亮，按之凹陷，旋即复起，兼有风寒、风热等表证，病在肺、脾，属表证、实证，一般病程较短。阴水多为饮食劳倦、先天或后天因素导致的脏腑亏损引起。起病缓慢，主要症状为神疲乏力，水肿多由足踝开始，自下而上，继而全身，肿处皮肤松弛，按之凹陷不易恢复，甚则按之如泥。伴有血瘀的患者会出现皮肤瘀斑、腰背刺痛等症状，属里证、虚证或虚实夹杂证，病在脾、肾，一般病程较长。适合艾灸的水肿类型主要为阴水之脾阳虚衰证和肾阳衰微证。

【灸疗方法】常用治疗水肿的穴位是：肾俞、涌泉、足三里。

1. 下肢浮肿

主穴：肾俞、关元俞、志室。

配穴：石门、公孙、横骨、商丘。如咳嗽气喘，可组合中府、尺泽、侠白等穴。

灸法：回旋灸，每穴 5 ～ 10 分钟，每日 1 次～ 2 次，灸至皮肤红润灼热，10 次为 1 个疗程。

2. 神疲乏力

主穴：足三里、太溪穴、涌泉、肾俞。

配穴：关元、命门。

灸法：温和灸，每天每部位 1 次，每穴 5~10 分钟，使局部有温热感，以不感烧灼为度，直到施灸的皮肤温热红晕为宜。

3. 皮肤瘀斑，腰背刺痛

主穴：肾俞、关元俞、志室、足三里、命门。

配穴：石门、公孙、横骨、商丘。如脘腹满闷，可组合阴陵泉、脾俞等穴。

灸法：回旋灸，每穴 5～10 分钟，灸至皮肤红润灼热，每日 1 次～2 次，10 次为 1 个疗程。

【注意事项】

（1）**起居**：水肿病的预防，应注意避免各种诱因。流行性感冒多发时节，少去公共场所；居处宜通风；避免淋雨、受凉。

（2）**饮食**：①水肿患者饮食宜清淡，水肿严重者应限盐；若因营养障碍所致水肿，饮食应富含蛋白质，清淡易消化；避免使用肾毒性药物。可食用赤小豆鲤鱼汤等具有利水消肿功效的食疗方。②食疗推荐：脾肾阳虚——饮食宜温阳之品，如肉桂、羊肉等。食疗方：羊骨粥等。血瘀证——饮食宜活血化瘀之品。食疗方：服食桃仁粉或田七粉冲服。浊毒证——饮食宜解毒化浊之品。食疗方：土茯苓煲水鱼。

（3）**运动**：水肿病患者应以轻微运动为主，避免久站及劳累过度；高度水肿患者，可抬高双下肢，并保持皮肤干燥，勤翻身，以免褥疮的发生。

（4）**情志**：注意调畅情志，劳逸结合，树立战胜疾病的信心。

十七、糖尿病

糖尿病是一种因胰岛素绝对或相对分泌不足而造成血糖增高，从而引起机体代谢紊乱的全身性疾病。从中医角度分析，糖尿病属于消渴症，是以多饮、多食、多尿、身体消瘦或尿浊、尿有甜味为特征的病证，病变部位在肺、胃、肾。

【病因】中医认为，其基本病机为阴津亏耗，燥热偏盛。消渴病日久，病情失控，则阴损及阳，热灼津亏血瘀，而致气阴两伤，阴阳俱虚，络脉瘀阻，经脉失养，气血逆乱，脏腑器官受损而出现疖、痈、眩晕、胸痹、耳聋、目盲、肢体麻疼、下肢坏疽、肾衰水肿、中风昏迷等兼证。

【症状】糖尿病是慢性进行性疾病，除 1 型起病较急外，2 型一般起病徐缓，轻症早期常无症状，至症状出现或确诊后常历时数年至数十年不等。肺热津伤型糖尿病主要有烦渴多饮，口干舌燥等症状；胃热炽盛型糖尿病主要有多食易饥，形体消瘦，大便干结等症状；肾阴亏虚主要有尿频量多，尿如脂膏，并发白内障等血管疾病症状。

【灸疗方法】常用治疗糖尿病的穴位是：肺俞、尺泽、中脘、太溪、曲池。

1. 肺热津伤引起的糖尿病

主穴：肺俞、尺泽、少商。

配穴：口渴多饮、口舌干燥者，首选金津、玉液。

灸法：肺俞、胃脘下俞用小艾炷无瘢痕灸，灸 3～5 壮；尺泽、少商用艾条行温和灸，灸 5 分钟后做三棱针点刺放血。隔日 1 次，10 次为 1 疗程。

2. 胃热炽盛引起的糖尿病

主穴：中脘、梁门、曲池。

配穴：大便干燥者加天枢、大横或上巨虚。

灸法：中脘、梁门、曲池可用艾条施温和灸，灸 5 分钟左右。隔日 1 次，10 次为 1 疗程。

3. 肾阴亏虚引起的糖尿病

主穴：太溪、然谷、三阴交。

配穴：并发白内障、眼底疾病者，加光明、悬钟；若并发高血压，出现头晕耳鸣者，加太冲、太溪。

灸法：太溪、然谷、三阴交可施温和灸，灸 5 分钟左右。每日或隔日 1 次，10 次为 1 疗程，视病情连续施灸，疗程间隔 3 ~ 5 天。

【注意事项】

（1）起居：养成良好的行为习惯，纠正不良嗜好，合理饮食，戒烟限酒，保持良好心态，适当运动锻炼，以增加正气，提高抗病能力。注意个人卫生，保持全身和局部清洁，尤其要注意口腔、外阴、足部皮肤的防护，防止皮肤损伤。

（2）运动：中等强度运动是对糖尿病治疗有效地运动。强度为运动时感到"呼吸加快，有点喘"，但又不少于 30 分钟较为适宜。中等强度运动包括散步（每分钟 70 ~ 100 步）、平地骑车、下楼梯、跳舞、打太极拳、做广播体操、打羽毛球等。不要在饱餐或饥饿时运动，每次运动不少于 10 分钟。

十八、中风

中风也称"卒中"，西医学中又称急性脑血管病，是指各种原因所致脑部血液供应障碍，导致脑组织缺血、缺氧性坏死，出现相应神经功能缺损。依据其发病机制和临床表现，通常分为脑血栓形成、脑栓塞、腔隙性脑梗死。中风发病突然，但有些人可能会有先兆，如能认识并及时发现，就可极大地降低发病率甚至死亡率。

【病因】以中老年多见，多因气血虚弱或肝肾阴虚，以致阴阳失调而发病。过度劳累、嗜食油腻之品、肆意饮酒等也是常见发病原因。中风四季均可发病，尤以冬季气温骤然变暖时多发。西医一般根据发病时间将中风分为急性期、恢复期和后遗症期。发病 2 周以内为中风的急性期，6 个月以后如果仍有症状为后遗症期，两者之间则为恢复期。中医学则将中风分为中脏腑和中经络。

【症状】风痰入络引起的中风主要有半身不遂，口舌歪斜，言语不利或失语，偏身麻木，头晕目眩等症状；气虚络瘀引起的中风主要有面色㿠白，气短乏力，口角流涎，自汗出，心悸，大便稀，手足肿胀等症状；闭证引起的中风主要有鼻鼾痰鸣，肢体僵硬，心烦躁动，甚至手足厥冷，频繁抽搐，偶见呕血等症状；脱证引起的中风主要是肢体瘫软，手撒肢冷，汗多或周身湿冷，二便失禁等症状。

【灸疗方法】常用治疗中风的穴位是：水沟、内关、极泉、足三里。

1. 风痰入络

主穴：水沟、内关、极泉。

配穴：尺泽、委中、三阴交、丰隆。

灸法：水沟可施以雀啄灸，以醒脑开窍；内关、尺泽、三阴交、丰隆穴可采用温针灸，可祛风化痰、疏通筋络、醒神开窍；委中穴可用实按灸。

2. 气虚络瘀

主穴：水沟、内关、膈俞。

配穴：气海、血海、足三里、三阴交。

灸法：水沟可施以雀啄灸，以醒脑开窍；内关、血海、足三里、以及三阴交可用温针灸法；血海、足三里、三阴交可以补益气血、化瘀通络，内关可调理心气、醒神开窍；气海、膈俞穴可用隔姜灸法，以益气通络。

3. 中风闭证

主穴：百会、水沟、太冲。

配穴：内关、劳宫、足三里、丰隆。

灸法：百会穴可用实按灸法，可开窍醒神；太冲、内关、足三里及丰隆穴可用温针灸法，以祛痰开窍；劳宫穴可用回旋灸法，以调理心气。

4. 中风脱证

主穴：百会、关元、神阙。

配穴：气海、肾俞、命门、内关、足三里。

灸法：关元、神阙选用大艾炷隔盐灸，壮数不限，以回阳救逆；气海、肾俞和命门穴选用隔姜灸或附子饼灸，以补益肾阳；气海、关元还可选用雷火针灸，以益气固脱；内关、足三里可用温针灸法，以补益气血、益气固脱。

【注意事项】

（1）**及时治疗诱发病**：高血压是发生中风最危险的因素，也是预防中风的一个中心环节，应有效地控制血压，坚持长期服药，并长期观察血压变化情况，以便及时处理。

（2）**重视中风的先兆征象**：留意头晕、头痛、肢体麻木、昏沉嗜睡、性格反常等先兆中风现象。一旦小中风发作，应及时到医院诊治。

（3）**消除中风的诱因**：如情绪波动、过度疲劳、用力过猛等。要注意心理预防，保持精神愉快，情绪稳定。提倡健康的生活方式，规律的生活作息，保持大便通畅，避免因用力排便而使血压急剧升高，引发脑血管病。

（4）**饮食结构合理**：以低盐、低脂肪、低胆固醇为宜，适当多食豆制品、蔬菜和水果，戒除吸烟、酗酒等不良习惯。

（5）**户外活动注意**：应逐步适应环境温度，室内空调温度不宜过高，避免从较高温度的环境突然转移到温度较低的室外（特别是老年人），外出注意保暖。

十九、面瘫

医学术语为"面神经麻痹""面神经炎"，俗称"歪嘴巴""吊线风"，是以面部表情肌群运动功能障碍为主要特征的一种疾病，表现为口眼歪斜，抬眉、闭眼、鼓腮等动作无法完成。

【病因】根据损害发生部位，可分为中枢性面神经炎和周围性面神经炎两种。中枢性面神经炎通常由脑血管病、颅内肿瘤、脑外伤等引起。周围性面神经炎的常见病因为：①感染性病变，多由潜伏在面神经感觉神经节病毒被激活引起；②耳源性疾病，如中耳炎；③自身免疫反应等。

中医认为，劳作过度，机体正气不足，脉络空虚，风寒或风热乘虚入中面部经络，致气血痹阻，经筋功能失调，筋肉失于约束，出现㖞僻。灸疗时因人因症辨证出方。

【症状】常见症状有口眼歪斜。常在睡眠醒来时发现一侧面部肌肉板滞、麻木、瘫痪，额纹消失，眼裂变大，露睛流泪，鼻唇沟变浅，口角下垂歪向健侧，病侧不能皱眉、蹙额、闭目、露齿、鼓颊；部分初起时有耳后疼痛，还可出现患侧舌前 2/3 味觉减退或消失，听觉过敏等症。病程迁延日久，可因瘫痪肌肉出现挛缩，口角反牵向患侧，甚则出现面肌痉挛，形成"倒错"现象。其中风寒证引起的面瘫主要有面部僵硬、恶风寒、肌肉酸痛等症状；气血不足引起的面瘫主要有面白无华、气短乏力等症状。

【灸疗方法】常用治疗面瘫的穴位是：翳风、阳白、四白、地仓、颊车。

1. 风寒凝滞型面瘫

主穴：风池、翳风、阳白、四白、地仓、颊车。

配穴：抬眉困难加攒竹；鼻唇沟变浅加迎香；人中沟歪斜加水沟；颏唇沟歪斜加承浆。

灸法：取相应穴位行温和灸 10 ～ 15 分钟，每日 1 次，以皮肤微红为度。

2. 气血不足型面瘫

主穴：翳风、阳白、四白、地仓、颊车、足三里。

配穴：抬眉困难加攒竹；鼻唇沟变浅加迎香；人中沟歪斜加水

沟；颏唇沟歪斜加承浆。

灸法：取相应穴位行温和灸 10 ～ 15 分钟，每日 1 次，以皮肤微红为度。

【注意事项】

（1）面部应避免风寒，洗脸刷牙宜使用温水，必要时应戴口罩、眼罩。

（2）因眼睑闭合不全，灰尘容易侵入，每日滴眼药水 2 ～ 3 次，以预防感染。

（3）急性期忌食海鲜、烧鹅、牛肉等发物。

二十、头痛

一般是将局限于头颅上半部，包括眉弓、耳轮上缘和枕外隆突连线以上部位的疼痛统称头痛。

【病因】 一般将头痛分为：①原发性头痛：包括偏头痛、紧张型头痛、丛集性头痛等；②继发性头痛：包括头颈部外伤、颅颈部血管性因素、颅内非血管性疾病、感染、药物戒断、精神性因素等多种原因所致的头痛；③颅神经痛、中枢性和原发性面痛，以及其他颜面部结构病变所致头痛及其他类型头痛。

中医认为，头痛有外感头痛，如受风热、风湿、伤暑、火邪致痛等；有内伤头痛，可由气虚、血虚、阳虚、阴虚、肝阳、伤食、瘀血致痛等。

【症状】 一般将头痛分为以下两类。

1. 外感头痛——发病较急，头痛连及项背

（1）风寒为重：头痛兼见恶风畏寒，口不渴，苔薄白，脉浮紧。

（2）风热为重：头痛而胀，发热，口渴欲饮，便秘溲黄，苔黄，脉浮数；但风热及火邪头痛不宜用灸法。

（3）风湿为重：头痛如裹，痛有定处，肢体困倦，苔白腻，脉

濡；湿邪为患不宜灸。

2. 内伤头痛——发病较缓

（1）肝阳上亢：头痛目眩，心烦易怒，面赤口苦，舌红苔黄，脉弦数。

（2）肾虚头痛：头痛眩晕，耳鸣腰痛，神疲乏力，遗精带下，舌红苔少，脉细无力。

（3）气血虚弱：头痛昏重，神疲乏力，面色不华，劳则加甚，舌淡，脉细弱。

（4）痰浊上蒙：头痛昏蒙，胸脘痞闷，呕吐痰涎，苔白腻，脉滑。

（5）瘀血阻络：头痛迁延日久，或头有外伤史，痛有定处如锥刺，舌质暗，脉细涩。

【灸疗方法】常用治疗头痛的穴位是：百会、风池、太阳。

1. 外感头痛

主穴：百会、太阳、风池、合谷。

配穴：前头痛，加印堂；偏头痛，加外关；后头痛，加天柱；头顶痛，加四神聪；风热，加曲池；风寒，加风门。

灸法：取相应穴位行温和灸 10 ～ 15 分钟，以皮肤微红为度，每日 3 次，一般 7 ～ 10 次为 1 疗程。

2. 内伤头痛

（1）肝阳头痛

主穴：百会、风池、太冲、太溪。

配穴：胁痛、口苦，加阳陵泉。

灸法：取相应穴位行温和灸 5 ～ 10 分钟，以皮肤微红为度，每日 1 ～ 2 次，一般 7 ～ 14 次为 1 疗程。

（2）肾虚头痛

主穴：百会、肾俞、太溪、悬钟。

配穴：遗精带下，加关元、三阴交；少寐，加心俞。

灸法：取相应穴位行温和灸 10 ～ 15 分钟，以皮肤微红为度，每日 3 次，一般 7 ～ 10 次为 1 疗程。

（3）血虚头痛

主穴：百会、心俞、脾俞、足三里。

配穴：纳差，加中脘；心悸，加大陵。

灸法：取相应穴位行温和灸 10 ～ 15 分钟，以皮肤微红为度，每日 3 次，一般 7 ～ 10 次为 1 疗程。

（4）痰浊头痛

主穴：头维、太阳、丰隆、阴陵泉。

配穴：胸闷，加膻中；呕恶，加内关。

灸法：取相应穴位行温和灸 10 ～ 15 分钟，以皮肤微红为度，每日 3 次，一般 7 ～ 10 次为 1 疗程。

（5）瘀血头痛

主穴：阿是穴、合谷、血海、三阴交。

配穴：肝郁，加太冲。

灸法：取相应穴位行温和灸 10 ～ 15 分钟，以皮肤微红为度，每日 3 次，一般 7 ～ 10 次为 1 疗程。

【注意事项】

（1）头痛的防治应减少可能引发头痛的一切病因，包括避免头、颈部的软组织损伤、感染，避免接触及摄入刺激性食物，避免情绪波动等，同时还应及时诊断及治疗继发头痛的原发性疾病。镇静药、抗癫痫药以及三环类抗抑郁药物对于预防偏头痛、紧张性头痛等原发性头痛发作有一定效果。

（2）头痛患者应减少巧克力、乳酪、酒、咖啡、茶叶等易诱发疼痛食物的摄入。同时口味应清淡，忌讳辛辣刺激、生冷的食物，头痛发作期应禁食火腿、干奶酪、保存过久的野味等食物。

第二节　外科疾病

一、乳痈

乳痈是在乳汁瘀积的基础上，细菌通过乳头进入乳房引起的急性化脓性感染。常见于产后哺乳期，尤以初产妇为多见，多数发病在产后第 3～4 周内。本病相当于西医的"急性乳腺炎"范畴。

【病因】乳汁淤积、排乳不畅是发病主要原因，致病菌多为金黄色葡萄球菌。产后体质虚弱，免疫力下降，产妇个人卫生较差，容易诱发本病。

中医认为，乳痈是由致病因素引起乳汁淤积，乳络阻塞，气血瘀滞，化热酿毒以致肉腐成脓。根据乳房局部炎症发展的不同阶段，乳痈可分为瘀滞期、成脓期、溃后期。乳痈瘀滞期时乳汁瘀滞、肝胃郁热，以疏肝解郁、消肿通乳为法，灸疗时因人因症辨证出方。成脓期禁用灸疗，溃后期局部慎用灸疗。

【症状】瘀滞期初起常有乳头皲裂，哺乳时感觉乳头刺痛，伴有乳汁淤积不畅或结块，有时可有一二个乳管阻塞不通。继而乳房肿胀疼痛，结块或有或无，伴压痛，皮色微红或不红，皮肤不热或微热。全身症状不明显或伴有全身感觉不适，恶寒发热，头痛胸闷，心烦易怒，食纳不佳，大便干结。舌淡红或红，苔薄黄微腻，脉弦或浮数。溃后期脓出通畅，局部肿消痛减，寒热渐退，疮口逐渐愈合。

【灸疗方法】常用治疗乳痈的穴位是：肩井、内关、足三里

（双侧）、乳根（患侧）、期门、阿是穴（乳腺管硬结处）。

1. 乳痈瘀滞期

主穴：阿是穴（乳腺硬结处）、双足三里、双内关、患侧肩井、患侧乳根。

配穴：乳汁壅积者配膻中、少泽，头痛发热者加合谷、风池。

灸法：取相应穴位行雀啄灸10～15分钟，每日1～2次，以皮肤微红为度，5日为1疗程。用葱白或大蒜捣烂，敷患处，温和灸，每日2次，每次10～20分钟，3天为1疗程。灸后外敷金黄散或四黄水蜜4～6小时，每日1次。适用于乳痈初起。

2. 乳痈溃后期

主穴：阿是穴、乳根、期门。

配穴：脓多排出不畅者，配膻中。

灸后引流：放置提脓药捻，外以土黄连纱块湿敷。

灸法：取相应穴位行回旋灸10～15分钟，每日1～2次，以局部皮肤红晕而不起疱为度，3～5天为1个疗程。

【注意事项】

（1）情志调摄：因不良精神刺激，过度疲劳均会诱发或加重本病，故产妇应心情舒畅，注意休息，保持情绪安定、乐观，忌恼怒忧郁。

（2）生活调摄：及时排空多余的乳汁，用吸奶器充分吸出乳汁或自行挤去，以三角巾或胸罩托起患乳，减少牵拉痛。出汗较多应及时清洗乳头，保持乳头清洁。防止小儿"含乳而睡"，乳头皲裂、表面糜烂及时治疗。

（3）饮食调摄：宜食清淡而富于营养之品，如西红柿、鲜藕、丝瓜、鲫鱼汤、瘦肉汤等，可作为饮食治疗的药材与食物有橘子、橘核、菊花、赤小豆、绿豆、露蜂房、鲜马齿苋、白通草等。忌辛辣、刺激、荤腥油腻之品。

①乳痈初起、排乳不畅者，可用橘核 15g，微炒，再用黄酒 30g，水煎后温服，每日 2 次。

②气血瘀滞、乳汁不通者，可用通草 15g、赤小豆 60g、鲤鱼 1 条。水煮开后，文火煲 2 小时，即可服用。

（4）预防保健：揉抓排乳手法，取坐位，先在患侧乳部搽以少量润滑剂，以免揉抓时擦伤皮肤。操作者左手托起乳房，右手五指顺着乳络方向，首先轻拿提拉乳头乳晕部，以扩张输乳管，疏通该部瘀乳，继而采用五指指腹揉、推、挤、抓的手法，按摩患乳部硬结肿块，沿放射状从乳房向乳晕部揉抓。随后，右手拇指与食指夹持患侧乳晕及乳头部，不断轻拉揪提，宿乳即呈喷射状排出，直至结块消失、乳房松软、瘀乳排尽、疼痛明显减轻。若按摩前先行热敷，效果更佳。

二、乳癖

本病相当于西医"乳腺增生"范畴，是指因致病因素引起乳腺腺体不同程度增生，导致乳腺结构在数量和形态上的异常，临床表现以乳腺疼痛和乳腺结节为主。

【病因】本病的发病多因情志不畅，恣食生冷肥甘厚腻或劳累过度引起气滞、痰凝血瘀或冲任失调，最终导致乳房经络阻塞。

中医认为，乳癖有三种诱因，乃情志因素、饮食因素、劳倦内伤也。灸疗时因人因症辨证出方。

【症状】症见一侧或两侧乳房内可触及单个或多个肿块，呈片状或弥漫型或结节型。以胀痛为主，亦有刺痛，疼痛呈周期性，即月经前加重，月经后减轻或消失，或疼痛随情绪波动而变化。乳房疼痛主要以肿块局部为甚，伴胸胁闷胀。舌淡红或暗红有瘀，苔白或苔黄，脉弦细。

【灸疗方法】常用治疗腹泻的穴位是：膻中、乳根。

1. 情志因素引起的乳癖疼痛

主穴：肩井、乳根、膻中。

配穴：乳房疼痛，加太冲、肝俞穴。

灸法：在乳房上寻找肿块部位并进行定位，把大蒜、葱白、食盐三者混匀后捣成泥糊状，均匀敷于等大的肿块上，或取相应穴位上，厚度3～5mm，行雀啄灸10～15分钟，每日1次，以皮肤微红为度，1周为1疗程。

2. 劳倦内伤引起结节型乳癖

主穴：膻中、乳根。

配穴：阿是穴、屋翳。

灸法：取相应穴位及肿块部位行温和灸5～10分钟，每日1～2次，以皮肤微红为度，1周为1疗程。

【注意事项】

（1）情绪上尽可能保持舒畅，平时注意乳房的保护，佩戴合适的乳罩，生活要有规律，劳逸结合，保持性生活和谐，调节内分泌失调，保持大便通畅，多运动，防止肥胖。

（2）乳腺疼痛者，改变饮食习惯，多吃蔬菜和水果，多吃粗粮以及核桃、黑芝麻、黑木耳、蘑菇等。经前乳房胀痛者，可饮双花茶（玫瑰花、月季花各9g，红茶3g）。也可用佛手或者橘叶煎水代茶饮，少吃油炸食品、动物脂肪、甜食，忌过多进补食品，忌辛辣刺激的食物，戒烟酒。

三、血栓闭塞性脉管炎

本病属于中医学"脱疽"的范畴，是我国常见的周围动脉慢性闭塞性疾病之一。该病多发于青壮年男性，病变主要累及四肢的中、小动脉，具有周期性、节段性、非特异性炎症的特点，可出现受累血管壁增厚、弹性减弱、血流通过缓慢，最终导致血栓形成，肢体出现缺血症状。本病以下肢多见。

【病因】中医认为，本病是由于素体肝、脾、肾亏虚，加上精神刺激，情志内伤，复感寒湿之邪，过食辛辣，外伤等刺激，致经络瘀阻，血脉不通，阳气不能温达四肢，肢端无血供养。郁邪化热，致皮损、肉腐、筋露、骨松，肢节脱落。"脱疽"根据病情发展，中医分为肾虚寒湿、血瘀阻络、热毒互结、气血两虚等证型。灸疗时因人因症辨证出方。

【症状】患肢缺血，初期表现为沉重、麻木、步履不便、疼痛，皮色苍白，渐起黄疱，发紫，变黑，间歇性跛行，至晚期破溃腐烂，以致筋骨坏死。

【灸疗方法】常用的治疗穴位：足三里、三阴交、阳陵泉。

1. 肾虚寒湿

本型多见于功能障碍期。患者多面色暗淡无华，喜暖怕冷，患肢（常为一侧肢体）沉重、疼痛、麻木感，小腿有抽痛感，遇冷加重。常伴有间歇性跛行，趺阳脉（足背动脉）搏动减弱或消失，局部皮肤苍白，触之冰凉、干燥。舌质淡红，苔薄白或白腻，脉沉细或沉迟。

主穴：足三里、三阴交。

配穴：太溪、血海、委中。累及踇趾者加阴陵泉、太冲；累及第二趾者，加丰隆；累及第四趾及小腿后侧者，加承山。

灸法：取相应穴位行温和灸 5～10 分钟，每日 2 次，以皮肤微红为度，一般 15 天为 1 疗程。

2. 血瘀阻络

本型多见于营养障碍期。患者多静止痛持续加剧，日夜抱膝而坐。足部皮肤暗红或兼有紫斑，下垂位明显，抬高时立即变苍白。皮肤干燥脱屑，汗毛脱落，趾甲增厚，表面凹凸不平，并有粟粒样瘀点反复出现，趺阳脉（足背搏动）搏动消失。舌淡红，边有瘀斑，苔薄白，脉细涩。

主穴：三阴交、阳陵泉、复溜。

配穴：血海、委中、飞扬。

灸法：取相应穴位行温和灸5～10分钟，每日1次，以皮肤微红为度，一般15天为1疗程。

3. 热毒互结

本型多见于坏死、溃疡期。患者患肢暗红肿胀，皮肤上起黄疱，渐变紫黑色，成片浸润蔓延，甚至五趾相传，波及足背，肉枯筋萎，色黑而干枯。若感染邪毒则溃破腐烂，疮面肉色不鲜，疼痛异常，如汤泼火烧，彻夜不得眠，常抱膝而坐。舌红苔黄，脉数。

主穴：三阴交、阳陵泉。

配穴：血海、委中。

灸法：取相应穴位行温和灸5～10分钟，每日1次，以皮肤微红为度，一般7天为1疗程。如已溃烂者要进行外科伤口换药治疗。灸疗温度不宜过热，不宜直接灸溃烂处。

4. 气血两虚

本型多见于脉管炎恢复期。患者面容憔悴，萎黄消瘦，神情倦怠，患肢肌肉萎缩，皮肤干燥脱屑，趾甲粗糙增厚，坏死组织脱落后，创面经久不愈，肉芽色淡不鲜，上皮生长缓慢。舌淡红苔白润，脉沉细。

主穴：足三里、三阴交。

配穴：太溪、血海、委中。

灸法：取相应穴位行温和灸10～15分钟，每日2次，以皮肤微红为度，一般10天为1疗程。

【注意事项】

（1）戒烟，节房事，慎起居，避免受寒湿，尤其冬天要注意肢体保暖。

（2）避外伤，鞋要合脚，不能太窄，修剪指甲要小心，使用热疗要注意防止烫伤。

（3）平时多食富含维生素C的食品，维生素C能与去氢维生素C形成一个氧化还原体系，有改善血循环的作用。秋冬宜进补高丽参、鹿茸等补品，可根据自身情况选用。

（4）患肢不宜过度屈曲，以防影响血液循环，要坚持适当锻炼，如散步、慢跑、骑自行车等。坚持肢体功能锻炼，即将肢体下垂数分钟，然后抬高45°，待肤色转白后，再放回水平位，如此反复数次。

四、粘连性肠梗阻

粘连性肠梗阻是指由于各种原因引起腹腔内肠粘连导致肠内容物在肠道中不能顺利通过和运行。

【病因】本病患者多有腹部手术病史，正气受伤，脾胃运化功能不足，或因寒邪、食滞、燥屎、虫积等致肠腑气机不畅，通降失调，传化失司。肠腑气机痞塞，不通则腹痛；气机阻滞，升降失调，清浊不分，浊物不降，故腹满、腹胀；上逆则呕吐；肠腑传导失司，大便和肠气不能排出则闭。

【症状】痛、吐、胀、闭是本病的四大特征。本病可反复发作，粘连性肠梗阻发展期以腑实表现为主，缓解期以虚证居多。灸疗时因人因症辨证出方。

【灸疗方法】常用治疗粘连性肠梗阻的穴位有：足三里、内关、神阙、大肠俞、关元。

1.气滞腑实

主穴：神阙、关元。

配穴：内关、下脘、中脘、内庭。如有呕吐者，加灸内关、下脘；腹痛明显者，加灸内庭、中脘。

灸法：取相应穴位行雀啄灸 10 ～ 15 分钟，每日 2 次，以皮肤微红为度，一般 5 天为 1 疗程。

2. 寒结肠腑

主穴：双足三里、双内关。

配穴：神阙、关元。

灸法：取相应穴位行温和灸 10 ～ 15 分钟，每日 2 次，以皮肤微红为度，一般 5 天为 1 疗程。灸疗后予吴茱萸加粗盐药熨腹部。

【注意事项】

（1）注意保暖，避免外邪损伤正气及诱发致病。

（2）当肠梗阻缓解后，进食宜从流质、半流质逐渐过渡至普食。饮食宜清淡、易消化、富有营养，宜少食多餐。饱餐后避免过剧运动和劳动，保持大便通畅。

（3）平时可应用以下方法调理肠胃：①蜜糖 30g，山楂 30g，先将山楂煎水，去渣放凉，分次加蜜糖熔化后饮用。适用于肠蠕动缓慢，大便难下者（有糖尿病者慎用蜜糖）。②莲藕 250g，桃仁 30g，加清水适量煮汤，以食盐少许调味。适用于脾虚伴大便干结者。

（4）保持情志舒畅，适当进行慢走、太极拳等锻炼，增强体质。

五、臁疮

臁疮即为小腿下部的慢性溃疡，因溃疡部位正好在裤臁处，便称之为"臁疮"，又称裤口毒、裙边疮。相当于西医的小腿慢性溃疡。

【病因】臁疮是由于经久站立或担负重物，劳累耗伤气血，或中气下陷，影响局部的气血运行，瘀血稽留于络脉之中，肌肤失养。或因湿热下注，或因小腿皮肤受外伤，虫咬，并发湿疹等，外邪内犯，郁而化热，热盛肉腐而成。

【症状】初起先痒后痛，鲜红漫肿，继则破烂，形成溃疡，日久不愈；或疮口下陷，形成溃疡，不易收口。

【灸疗方法】常用治疗臁疮的穴位是：关元、足三里、承山。

1. 疮面腐肉未脱

主要表现为疮周红肿灼热明显、脓水多而臭秽。

主穴：关元、足三里。

配穴：承山、阳陵泉。

灸法：先用生理盐水清洗干净渗液脓苔后，取相应穴位行温和灸15～30分钟，每日2～3次，以皮肤微红为度，一般7天为1疗程。

灸后予清热解毒、利湿收敛的中药煎液湿敷患处，如黄连、马齿苋、土槿皮等。

2. 疮面新肌不生

主要表现为肉芽及上皮生长缓慢。

可直接艾灸阿是穴（溃疡面）。

灸法：先用生理盐水清洗干净渗液后，可直接艾灸阿是穴（溃疡面），距疮面5～10cm，以回旋灸方式艾灸疮面10分钟，以热为度，每天2次。

灸疗后予补虚活血、通络生肌中药煎剂湿敷，如黄芪水煎液等。

【注意事项】

（1）卧床时抬高患肢15°～30°，观察趾端血运是否正常。

（2）指导戒烟、戒酒，穿着合适的鞋袜和棉质衣物，注意保暖，避免穿着化纤毛织品。

（3）避免久行久立、跷二郎腿，可行按摩，两手分别放在小腿两侧，由踝部向膝关节揉搓小腿肌肉。站立时做踮脚运动，或做小腿的踢腿运动。

（4）平时应注意保护患肢，避免受蚊虫叮咬及跌伤、撞伤等伤害，以免引起溃疡复发或加重。

（5）忌用热水烫洗局部皮肤，避免搔抓、用力擦拭等加重损伤。

（6）饮食宜清淡且富含营养，溃疡未愈不宜进食虾蟹、生鸡、鲤鱼等发物，平时药膳以补益为主，益气活血，以促进溃疡愈合。臁疮创面渗液量多，缠绵难愈，舌质红、苔黄、脉滑者，可予慈菇茯苓瘦肉汤。将山慈菇250g、土茯苓150g、瘦肉250g、生姜2片，加适量水，文火煲2小时，加盐调味即可。

六、压疮

本病俗称"褥疮"，是由于局部组织长期受压，血液循环障碍，造成持续缺氧、营养不良而引起的局部组织坏死溃烂，又称为压力性溃疡。

【病因】常见于长期卧床或活动不便、需长时间坐轮椅，特别是老年、昏迷、截瘫、身体瘦弱等卧床不起的患者。多因护理不当、营养不良、疾病强迫体位等因素导致。常发生在腰骶部、足跟部、枕部等骨隆突处。产生外力有压力、摩擦力、剪切力。中医认为压疮为机体肝肾亏虚，湿热毒瘀，经络瘀阻所致。

【症状】初起见骨突部位压红，压之不褪色，如果仍持续受压，局部组织缺血缺氧程度加重，皮肤颜色由压红渐变为紫红、暗红甚至黑色腐肉，为不可逆转的损伤，形成溃疡。犹如"烂苹果"，表面似乎很小的瘀黑，实际已烂入深部组织甚至深达骨面，若伴有感染时，出现流脓，会散发出恶臭气味。

【灸疗方法】常用的治疗穴位：足三里、气海、关元。

1. Ⅰ～Ⅱ期压疮

皮损轻度，皮损浅表及真皮层，疮面颜色红色，渗液量中，渗液颜色淡清，无异味。

主穴：阿是穴（疮面处）。

配穴：足三里。

灸法：用生理盐水清洗疮面后抹干，用艾灸温和灸，距离皮肤2～5cm，艾灸10～15分钟，至疮面渗液干燥为宜，灸后喷涂双料喉风散或西瓜霜，再用纱块外敷固定。

2. Ⅲ～Ⅳ期压疮

皮损较深，深及肌肉或骨面，疮面颜色为黄色或黑色腐肉，有脓液或无活力组织，渗液量大，渗液颜色黄色或绿色，有异味。

主穴：取足太阳膀胱经穴承山、昆仑、承扶、委中。

配穴：取强壮穴足三里、关元、气海。

灸法：用生理盐水清洗疮面抹干（如有脓痂或脓液必须先除尽），然后进行艾灸，距离皮肤2～5cm，先行回旋灸1～3分钟温通局部气血，继以雀啄灸1～2分钟加强施灸部位的热敏化程度，循经往返灸2～3分钟，疏通经络，激发经气，再施以温和灸发动灸性感传、开通经络。以局部出现红晕为度。循经络艾灸治疗结束后，疮面用生肌活血类油纱覆盖，外层敷料选用无菌纱布。每天2次，每次10分钟。

【注意事项】

（1）加强翻身防压疮，根据情况1～2小时翻身一次，骨突受压部位可选用水垫、羊皮垫等物品，减少局部组织的受压。

（2）床头小于30°，摇高床头时，先摇高床尾，下肢必须有软物垫撑，防止身体重力下滑，减少剪切力。

（3）加强营养，宜进食富含高蛋白、高维生素之品，如肠内营养素、鸡蛋、丹参北芪煲瘦肉汤等活血生肌。

（4）每天协助翻身，保持皮肤清洁、干爽。如有大、小便失禁者，要妥善处理二便，便后要及时清洁皮肤，保持皮肤清爽，免受大便及尿液的刺激。

（5）预防重于治疗，发现异常要及时寻求专业医师指导，避免继续加重。

第三节　妇科疾病

一、月经不调

月经不调也称月经失调，是一种常见的妇科常见病，表现为月经周期或出血量的异常，或是月经前、经期时的腹痛及全身症状。

【病因】引起本病的原因包括器质性病变或是功能失常。许多全身性疾病如血液病、高血压病、肝病、内分泌病、宫外孕、葡萄胎、生殖道感染、肿瘤（如卵巢肿瘤、子宫肌瘤）等均可引起月经失调。

中医学认为，引起月经不调的病因是多方面的，但主要的有外感六淫、内伤七情，以及饮食、起居、环境的改变等因素，其机理与肝、脾、肾及冲任等脏腑功能失常，气血阴阳失调有关，与妇女的"血少气多"的生理特点也有联系。灸疗时因人因症辨证出方。

【症状】常见症状有月经周期或出血量的紊乱。①月经先期，常见症状有月经周期提前7天以上，连续发生2个周期或以上。其中虚热证主要症状有月经量少、色红、质黏稠，潮热盗汗，五心烦热；气虚证主要症状有月经量多，色淡，质稀，倦怠乏力，气短懒言。②月经后期，常见症状有月经周期延后7天以上，甚至3～5个月以上。其中寒实证者主要症状有经色紫暗有血块，小腹冷痛拒按，得热痛减，畏寒肢冷；虚寒证主要症状有月经色淡质稀，小腹隐痛，喜热喜按，腰酸无力；血虚证主要症状有色淡质稀，小腹空痛，头晕眼花，心悸失眠，面色苍白或萎黄；气滞证主要症状有经色暗红或有血块，小腹胀痛，精神抑郁，胸闷不舒。③月经先后无定期，常见症状有月经时或提前，时或延后超过7天以上，且连续3个月经周期。其中肝郁证主要症状有经量或多或少，色暗红，有血块，或经行不畅，胸胁、乳房、少腹胀痛，精神郁闷，时欲太息；肾虚证主要症状有月经量少，色淡，质稀，头晕耳鸣，腰酸腿软，小便频数。④月经过多，常见症状有经期月经量增多。其中脾气亏虚证主要症状有月经色淡质稀，倦怠乏力，气短懒言；肾气不足证主要症状有月经色淡质稀，头晕耳鸣，腰酸腿软，小便频数。⑤月经过少，常见症状有经期月经量减少。其中血虚证主要症状有月经色淡，头晕眼花，心悸无力，面色萎黄；肾虚证主要症状有腰酸膝软，头晕耳鸣，尿频；血瘀证主要症状有经色紫暗，伴血块，小腹胀痛拒按。

【灸疗方法】 常用治疗月经不调的穴位是：三阴交、关元、气海、足三里。

1. 月经先期

主穴：气海、关元。

配穴：虚热者加三阴交、然谷；气虚者加足三里、脾俞。

灸法：取相应穴位行温和灸10～15分钟，每日1次，以皮肤微红为度。

2. 月经后期

主穴：气海、气穴、三阴交。

配穴：寒实证加归来、天枢；虚寒证加命门、太溪；血虚证加足三里、脾俞；气滞证加蠡沟、行间。

灸法：取相应穴位行温和灸10～15分钟，每日1次，以皮肤微红为度。

3. 月经先后无定期

主穴：关元、三阴交。

配穴：肝郁证加太冲、肝俞；肾虚证加肾俞、太溪。

灸法：取相应穴位行温和灸 10 ～ 15 分钟，每日 1 次，以皮肤微红为度。

4. 月经过多

主穴：足三里、隐白。

配穴：脾气亏虚证加脾俞、气海；肾气不足证加肾俞、涌泉。

灸法：取相应穴位行温和灸 5 ～ 10 分钟，每日 1 次，以皮肤微红为度。

5. 月经过少

主穴：三阴交、关元。

配穴：血虚证加脾俞、足三里；肾虚证加肾俞、太溪；血瘀证加血海、膈俞。

灸法：取相应穴位行温和灸 10 ～ 15 分钟，每日 1 次，以皮肤微红为度。

【注意事项】

（1）经期忌食生冷、油腻。

（2）注意腰腹部及双下肢保暖，避免受寒。

（3）注意休息，减少疲劳，加强营养，增强体质。

（4）应尽量控制剧烈的情绪波动，避免强烈的精神刺激，保持心情愉快。

（5）平时要防止房劳过度，经期绝对禁止性生活。

二、痛经

凡在经期或经行前后，出现周期性小腹疼痛，或痛引腰骶，甚至剧痛晕厥者，称为"痛经"，亦称"经行腹痛"。

西医学把痛经分为原发性痛经和继发性痛经。前者又称功能性痛经，系指生殖器官无明显器质性病变者；后者多继发于生殖器官某些器质性病变，如盆腔子宫内膜异位症、子宫腺肌病、慢性盆腔炎等。功能性痛经容易痊愈，器质性病变导致的痛经病程较长，缠绵难愈。

【病因】本病的发生与冲任、胞宫的周期性生理变化密切相关。主要病机在于邪气内伏或精血素亏，更值经期前后冲任二脉气血的生理变化急骤，导致胞宫的气血运行不畅，"不通则痛"，或胞宫失于濡养，"不荣则痛"，故使痛经发作。常见的分型有肾气亏损、气血虚弱、气滞血瘀、寒凝血瘀和湿热蕴结。

【症状】月经来潮时发生小腹疼痛，连及腰腿为主，有时伴头疼、恶心，严重者可见面色苍白、冷汗淋漓。经期及其前后小腹疼痛5分（基础分）；腹痛难忍1分；腹痛明显0.5分；坐卧不宁1分；休克2分；面色㿠白0.5分；冷汗淋漓1分；四肢厥冷1分；需卧床休息1分；影响工作学习1分；用一般止痛药不缓解1分；用一般止痛措施疼痛暂缓0.5分；伴腰部酸痛加5分；伴恶心呕吐0.5分；伴肛周坠胀0.5分；疼痛在1天以内5分（每增加1天加0.5分）。痛经症状积分在14分以上者为重度；积分在8～13.5分为中度；积分在8分以下为轻度。

一般痛在经前、经期，多属实；痛在经后、经期，多属虚。痛胀俱甚、拒按，多属实；隐隐作痛、喜揉喜按，多属虚。得热痛减多为寒，得热痛甚多为热。痛甚于胀多为血瘀，胀甚于痛多为气滞。痛在两侧少腹病多在肝，痛连腰际病多在肾。其治疗方法以通调气血为主。

【灸疗方法】常用治疗痛经的穴位是：关元、中极、气海、地机、三阴交。

配穴：气滞血瘀加膻中、太冲；寒湿凝滞加地机；虚证加足三里、肾俞、太溪。

灸法：患者先取平卧位，将艾卷点燃灸中极、关元各15分钟，再嘱患者俯卧，灸气海、地机、三阴交各15分钟。每次月经前1周开始治疗，至月经来潮1周开始治疗，至月经来潮为止为1个疗程，以穴位处皮肤微微发红，病人自觉温热舒适为度，1天1次，1次30分钟。

【注意事项】

（1）生活起居：首先，月经的来临，是女子进入青春期的标志，然而有些女青年由于对月经出血现象缺乏了解，会产生不必要的恐惧、紧张与害羞等心理变化。这些不良的心理变化过度持久的刺激，则易造成气机紊乱，血行不畅而诱发痛经。因而女青年多学习一些有关的生理卫生知识，解除对月经产生的误解，消除或改善不良的心理变化，是预防痛经的首要问题。正如《素问·上古天真论》中所说："恬淡虚无，真气从之，精神内守，病安从来。"其次，生活起居要有一定规律。《素问·上古天真论》中说："其知道者，法于阴阳，和于术数，饮食有节，起居有常，不妄作劳，故能形与神俱，而尽终其天年，度百岁乃去。"就是说要保持身体健康，就要遵守一定的法度。妇女由于特殊的生理现象，在生活与起居、劳作方面必须要合理安排，有一定的规律。不宜过食生冷，不宜久居寒湿之地，不宜过劳或过逸等，尤其是月经期更需要避免寒冷刺激、淋雨涉水、剧烈运动和过度精神刺激等。第三是要积极做好五期卫生保健。五期卫生保健是指妇女月经期、妊娠期、产褥期、哺乳期、更年期的卫生保健。在这五个时期，妇女抗御病邪的能力降低，易于导致病邪的侵害而发病。认真做好五期卫生保健，对于预防痛经有着重要意义，特别是一些继发性痛经患者，往往是由于五期卫生保健不利而造成的。在这五期，无论是个人卫生，还是饮食起居，情志调养，劳动锻炼等，都要恪守一定的保护措施，方不致引起妇女病，从而保证身体健康。

（2）饮食：月经来潮前1周的饮食宜清淡、易消化、富营养，可以多食豆类、鱼类等高蛋白食物，增加绿叶蔬菜、水果，也需多饮水，以保持大便通畅，减少骨盆充血。妇女平时或经期，如嗜食寒凉生冷食品，血为寒凝，以致血行受阻，不通则痛，可致痛经；又多食此类食品，易伤脾阳，使寒湿不化，伤于下焦，客于胞中，血被寒凝致痛经。所以素体气阳虚者，或妇女正值经期或经期前后，应忌食生冷和寒凉性食品。

酸性食物味酸性寒，具有固涩收敛作用，使血管收缩、血液涩滞，不利于经血的畅行和排出，故痛经者忌食此类食物。酸性食物包括米醋、酸辣菜、泡菜、石榴、青梅、杨梅、草莓、杨桃、樱桃、酸枣、芒果、杏子、李子、柠檬等。

对于湿热下注、湿热蕴结胞宫的痛经病人，再食辛辣温热之品，会加重盆腔充血和炎症，或造成子宫肌肉过度收缩，而使痛经加重，故痛经者亦忌食此类食物。

（3）情志：工作紧张、竞争激烈，从而造成心理压力大，是导致痛经的重要原因之一。焦虑、烦躁的不良情绪用中医五情志的精神调养法能起到很好的调节作用。人的喜、思、忧悲、惊恐、怒五情志表现正常状态为生理，过极则为病理。在痛经时表现的焦虑（忧悲）、烦躁（易怒）的过度常导致与亲朋关系紧张、矛盾加剧或自我抑郁。中医五情志的精神调养法是用生理五情志克制病理五情志，即"喜胜忧""悲胜怒"。如听音乐、讲笑话等快乐行为都为喜，能轻松把行经时焦虑（忧悲）和疼痛忘掉自然痛经减轻。

三、闭经

闭经又称"经闭"，是指18岁以上的女性，尚无月经（初潮），此为原发性闭经；或曾有月经但中断6个月以上，或按自身原来月经周期计算，停经3个周期以上者，此为继发性闭经。部分少女初潮2年内偶尔出现月经停闭现象，可不予治疗。

妊娠期、哺乳期或更年期的月经停闭属生理现象，不作闭经论。另外闭经是难治之症，病程较长，因此，艾灸只为辅助手段，必须配合其他治疗方法综合治疗。如因先天性生殖器官缺如，或后天器质性损伤、吸食毒品致无月经者，不属本书讨论范围。

【病因】本病多因冲任气血失调所致，有虚证和实证之分。虚证多因冲任亏败，源断其流。实证多因邪气阻隔冲任，经血不通。闭经病因可分为先天和后天，其分型有气滞血瘀、寒凝血瘀和痰湿阻滞，或因肾虚、脾虚、血虚引起。

【症状】本病一般表现为18岁以上女性月经中断6个月以上，或一直未来月经者，或伴有头晕耳鸣，腰酸腿软，性欲淡漠，潮热盗汗或畏寒肢冷，舌淡胖有齿痕，小腹疼痛等症状。

【灸疗方法】常用治疗闭经的穴位是：关元、三阴交、中极、气海、肾俞、中脘。

1. 实证闭经

主穴：关元、合谷、三阴交、肾俞。

配穴：气滞血瘀，加膈俞、血海；寒凝血瘀，加命门；痰湿阻滞，加脾俞。

灸法：采用泻法（热度较高，以患者能接受最高温度为宜，时间较长），每穴灸40分钟，可全部穴位一起灸，灸至局部皮肤潮红为度，每日1次，7次为1个疗程。

2. 虚证闭经

主穴：关元、三阴交、中极、气海、肾俞、中脘。

配穴：肾虚，加志室；血虚，加脾俞、肝俞；脾虚，加脾俞。

灸法：用艾条温和灸，每穴灸15～20分钟。灸至以局部皮肤潮红为度，每日1次。

【注意事项】

（1）生活起居：尽量避免或减少早婚、房劳、多产等诱发因素。劳逸结合，加强锻炼，增强体质。如气滞血瘀，要适量运动，避免久睡久坐；如寒凝血瘀，可常热敷下腹，注意保暖；如痰湿阻滞伴有肥胖，要合理减肥。

（2）饮食：宜清淡、易消化、富有营养，忌肥甘厚腻。气滞血瘀者可食白萝卜、柑橘、山楂、黄酒、柠檬、柚子、金橘、玫瑰花茶、茉莉花茶等；寒凝血瘀者则可服桂枝山楂红糖汤（山楂肉15g，桂枝5g，红糖30～50g）或花椒姜枣汤（生姜25g，大枣30g，花椒100g）；痰湿阻滞或脾虚者，宜多食健脾除湿之品，如冬瓜、薏苡仁、茯苓，可选用山药薏苡仁粥；肾气虚则多吃黑木耳、黑芝麻、猪腰、乌鸡、白鸽等；血虚者可多吃当归、阿胶、首乌黄精汤等。

（3）情志：本病治疗周期较长，应避免思虑过度、惊恐、忧郁等不良情绪。患者常因月经不规律或突然停经易忧郁，应关心体贴，加强精神调摄。鼓励患者参加适度的活动，消除不良情志刺激，保持平和心境。另外本病部分病因难以治愈，患者及家人应积极面对，乐观生活。

四、崩漏

崩漏指妇女不在经期，阴道大量出血，或持续下血，淋漓不断。一般以量多如注为"崩"，量少淋漓不尽者为"漏"，两者可交替出现，且均属出血过多之证，并称"崩漏"。

【病因】中医认为，崩漏常见的病因有血热内扰、瘀滞胞宫、气不摄血和肾气亏虚。灸疗时因人因症辨证出方。

【症状】崩漏时经血量多或时多时少，或淋漓日久不止，或经血紫暗有块。一般不伴腹痛，可有头晕目眩，心悸气短，腰膝酸软，形瘦神疲，面色萎黄或苍白，若突然大量出血可引起出血性休克。崩漏主要分五种证型：血热证者血色鲜红或深红，质地黏稠，口渴喜饮水，自觉胸中烦热，或有发热；血瘀证者血色紫暗有血块，小腹有下坠、胀痛的感觉且疼痛拒按，舌紫暗；气虚证者血色淡而质薄，自觉吸气不够，精神疲倦，面色苍白，或面部、肢体有浮肿，手足不温，或食欲差；肾阴虚证者血色鲜红，质地黏稠，头晕耳鸣，腰酸腿软，手心足心发热；肾阳虚证者血色淡而质稀，怕冷且手脚冰凉，小便清长，夜尿多，大便不成形，面色晦暗，目眶青黑，头晕耳鸣，腰酸腿软。

【灸疗方法】 常用治疗崩漏的穴位是：气海、关元、归来、三阴交、神阙、隐白。

1. 血崩

血崩指经血不按月经正常时间而下，量多且不止。

主穴：隐白。

配穴：属血热者，加血海；血瘀者，加气冲、冲门、支沟；气虚者，加膏肓俞、足三里、三阴交；肾阴虚者，加太溪、阴谷、然谷；肾阳虚者，加涌泉。

灸法：用艾条温和灸，每穴灸 15～20 分钟。以局部皮肤潮红为度，每日灸 1 次，灸至血止。

2. 血漏

血漏指经血不按月经正常时间而下，量少，一会儿来，一会儿停止，或一直淋漓不净。

主穴：关元、气海、足三里、脾俞、肾俞。

配穴：血热者，加大敦；血瘀者，加气冲；气虚者，加三阴交；肾阴虚者，加太溪；肾阳虚者，加涌泉。

灸法：取相应穴位行温和灸 15～20 分钟，灸至局部皮肤潮红，每日灸 1 次。15 次为 1 个疗程，疗程间隔 3～5 天。

3. 血漏、血崩皆适用方

主穴：隐白、大敦。

配穴：血热者，加大敦；血瘀者，加气冲；气虚者，加三阴交；肾阴虚者，加太溪；肾阳虚者，加涌泉。

灸法：用艾条温和灸，每穴 20 分钟，每天 1 次，血止为止。

4. 平时在血海、三阴交、隐白穴施以艾炷或艾条温和灸，有预防作用，特别是艾灸隐白穴，有"艾到血止"之功效

【注意事项】

（1）生活起居：崩漏出血期，应卧床休息，防止因活动、劳累而引起更多的出血，防止因眩晕而跌仆或昏倒。肾阳虚、气虚者注意避风寒。重视经期个人卫生，尽量避免早婚、房劳、多产、频繁人流等诱发因素。加强锻炼，防止复发，如汗出，须及时擦干，以防感受风寒。

（2）饮食：宜富含高蛋白、易消化，忌煎炸、辛辣、活血类食物。肾阳虚者宜食羊肉、韭菜等补阳之品，忌生冷食物；肾阴虚者宜食甲鱼、紫菜、黑木耳等滋阴之品，可常饮藕汁、梨汁等，忌食葱、姜、辣椒等生火刺激之品；脾虚者宜食瘦肉、小米、山药、鸡蛋等补益脾胃之品；血崩者宜食动物肝脏、乳类、瘦肉类等含铁及钙质丰富的食物；血瘀者宜食山楂、橘皮、佛手等行气活血之品。

（3）情志：本病的发生与情志密切相关，应避免思虑过度、惊恐、忧郁等不良情绪。患者常因失血过多，担心预后，易忧郁，应关心体贴，加强精神调摄。鼓励患者参加适度的活动，消除不良情志刺激，保持平和心境。

五、带下病

带下病，又称"下白物""流秽物"，是指阴道内的分泌物明显增多，色、质、气味发生异常，或伴全身、局部症状者。

【病因】本病多因湿邪影响任带二脉，以致带脉失约，任脉不固，而形成带下病。湿邪有内湿和外湿之分。外湿多因感受湿邪，直犯任带二脉、子宫、阴道。内湿多为脾肾受病，脾虚不运，肾虚

不固所致。因脾虚生湿，湿郁化热，湿热下注；或气血虚弱，外邪入侵所致；或因肾阴或肾阳亏虚，或脾虚湿困等因引起。

【症状】常见黄带和赤白带，其中黄带为带下量多，色黄，质稀薄，无臭气，绵绵不断，神疲倦怠，四肢不暖，吃少量食物即腹泻，四肢水肿，面色发白；赤白带为带下量多，色白或赤白相间，质清稀如水，绵绵不断，头晕耳鸣，腰痛欲断，怕冷，四肢冰凉，小腹和腰背感觉发冷，小便清长，夜尿频多，大便溏薄，面色晦暗。

【灸疗方法】常用治疗带下病的穴位是：带脉、中极、三阴交、次髎。

1. 适用于各种带下病（咽干口燥、面部烘热、阴部有灼热感或有发热者禁用此法）

主穴：带脉、三阴交、足三里、气海、次髎。

配穴：肾阳虚者，加肾俞、神阙；脾虚者，加阴陵泉；湿热下注者，加归来、蠡沟。

灸法：用艾条温和灸，每穴各30分钟，可全部穴位同时灸，灸至局部皮肤潮红，隔日1次，10次为1个疗程。

2. 黄带

带下量多，色黄，质稀薄，无臭气，绵绵不断，神疲倦怠，四肢不暖，吃少量食物即腹泻，四肢水肿，面色发白。

主穴：中极、带脉、阴陵泉、三阴交、行间。

配穴：肾阳虚者，加肾俞、神阙；湿热下注者，加归来、蠡沟。

灸法：采用泻法（热度较高，以患者能接受最高温度为宜，耗时较长），每穴灸40分钟，可全部穴位一起灸，灸至局部皮肤潮红度，每日灸1次，7次为1个疗程。

3. 赤白带

带下量多，色白或赤白相间，质清稀如水，绵绵不断，头晕耳鸣，腰痛欲断，怕冷，四肢冰凉，小腹和腰背感觉发冷，小便清长，夜尿频多，大便溏薄，面色晦暗。

主穴：脾俞、关元、归来、三阴交、蠡沟、隐白穴。

配穴：肾阳虚者，加神阙；脾虚者，加阴陵泉。

灸法：用艾条温和灸，每穴各10～15分钟，可全部穴位同时灸，每日灸1次，10次为1个疗程，每个疗程间隔3日。

【注意事项】

（1）生活起居：保持外阴清洁，尤其是经期、产后，应保持干燥，提倡淋浴，每日用温水清洗，勤换内裤。劳逸结合，加强锻炼，增强体质。湿热下注、热毒蕴结者室内宜通风凉爽。湿热下注、阴虚夹湿者勿久居湿地，以免加重病情。

（2）饮食：饮食宜清淡、易消化、富有营养，忌肥甘厚味及甜腻食品，以免留湿生痰。脾虚者宜多食健脾除湿之品，可选用山药薏苡仁粥；肾阳虚者可多食温补助阳之品，如羊肉、狗肉、禽蛋类、芡实、金樱子等；阴虚夹湿者，宜食滋阴利湿之品，如土茯苓煲龟汤；湿热下注者，宜食绿豆薏苡仁粥，或饮绿茶、新鲜果汁等；湿毒蕴结者，宜食冬瓜、薏苡仁、扁豆、新鲜蔬菜水果等。

（3）情志：带下病多由湿热蕴结而致，病程迁延，易反复发作，患者易产生抑郁、恼怒等负面情绪。应关心理解患者，帮助其正确认识疾病，传授相关知识及防护措施，采取有效的方法解除忧虑情绪。

六、盆腔炎

盆腔炎属西医病名，但与中医学的月经不调、痛经、带下和癥瘕积聚等病的症状有相类似之处。女性内生殖器及周围的结缔组织、盆腔腹膜发生炎症时称盆腔炎。包括子宫内膜炎、输卵管炎、输卵管卵巢脓肿和盆腔腹膜炎，以输卵管炎、输卵管卵巢炎最常见。盆腔炎多发生于性活跃期和有月经的妇女，而初潮前、绝经后或未婚妇女则少发生。一般分急性和慢性两类。急性盆腔炎发展可引起弥漫性腹膜炎、败血症、感染性休克，严重者可危及生命。若急性期未得到及时、彻底治疗或患者体质较差，病程迁延，可转为慢性盆腔炎并反复发作，严重影响妇女的生殖健康，加重家庭与社会的负担。

【病因】本病多因湿浊热毒或寒湿凝滞，结于下焦，继而导致气滞血瘀，邪瘀血结所致。但湿热、寒湿、气滞、血瘀又互为因果，病机转化极为复杂。该病有急性和慢性之分，急性多属湿热蕴结之炎症型，慢性多属气滞血瘀之包块型。

【症状】

（1）**急性盆腔炎**：呈急性病容，辗转不安，面部潮红，高热不退，下腹部疼痛，甚至剧痛，白带增多，色黄呈脓性，臭秽，或赤白带下，或恶露量多；若发于经期，则可出现月经量多，经期延长。可伴有腰骶酸痛、恶心呕吐、腹胀、腹泻、尿频、尿急。

（2）**慢性盆腔炎**：病程较长，若继发感染，又多呈急性发作。下腹痛或坠胀痛，痛连腰骶，疼痛一般不剧烈，常在劳累、房事后及月经前后加剧或复发。可伴有低热，易疲劳，带下增多，月经不调，甚至不孕。

【灸疗方法】

1. 急性盆腔炎

主穴：中极、三阴交。

配穴：气虚者，加足三里；肾阴虚者，加太溪；肾阳虚者，加涌泉。

灸法：高热退后可用艾条温和灸中极、三阴交及配穴各 5～10 分钟，以局部皮肤潮红为宜，隔日治疗 1 次，5 次为 1 个疗程。

2. 慢性盆腔炎

主穴：中极、关元、肾俞、三阴交。

配穴：气虚者，加膏肓俞；肾阴虚者，加阴谷；肾阳虚者，加涌泉。

灸法：用艾条温和灸，每穴 20 分钟，可 5 个主穴及配穴同时一起灸，隔日 1 次，10 次为 1 个疗程。每个疗程隔 5 天。

3. 各种盆腔炎（高热期禁用）

主穴：腹部压痛点、三阴交。

配穴：气虚者，加膏肓俞、足三里；肾阴虚者，加太溪、阴谷；肾阳虚者，加涌泉。

灸法：先用手按摩腹部，找到腹部压痛点，然后用艾条温和灸每穴灸半小时，以灸至局部皮肤灼热红润为度，每日 1 次，7 次为 1 个疗程。每个疗程隔 2 天。

【注意事项】

（1）生活起居

①急性盆腔炎：室温宜偏凉，半卧位卧床休息，以利于脓液及带下引流。避风寒，保持会阴部清洁，禁止同房。

②慢性盆腔炎：居室温湿度适宜，切忌潮湿。注意休息，忌过度劳累。经期避免涉水和淋雨。保持外阴清洁，避免经期同房，可选择合适的锻炼方法，增强体质，提高抗病能力。

（2）饮食：饮食宜清淡、易消化、富有营养，忌肥甘厚味及甜腻生冷食品，以免损伤脾胃。高热腹痛，下腹疼痛拒按，咽干口苦，大便秘结者宜食清热解毒之品，如蒲公英、薏苡仁、金银花、野菊花、马齿苋、土茯苓等煎水频服；腹部隐痛，或疼痛拒按，痛连腰骶，低热起伏，胸闷无胃口，口干不欲饮，大便不成形者宜食清淡利湿之品，如绿豆薏苡仁粥、山药、扁豆、冬瓜葫芦汤等；高热者，多喝水，可给予养阴生津之品，如梨汁；腹部胀痛或刺痛或坠胀不适，经期腰腹疼痛加剧，经血量多有块，瘀血块排出则痛减，带下量多，婚久不孕，经前情志抑郁，胸胁胀满，乳房胀痛者，应多食疏肝理气、活血化瘀之品，如白萝卜、玫瑰花、益母草蜜等，可选用田七煲鸡、玫瑰花粥等；小腹冷痛，或坠胀疼痛，热敷痛缓，经期延迟，经血量少，色暗，神疲乏力，畏寒肢冷，腰骶冷痛者，可在膳食中添加干姜、陈皮、砂仁、胡椒等温中祛湿之品，如胡椒猪肚汤、陈皮扁豆粥等；下腹部疼痛，或可摸到包块，痛连腰骶，经期加重，经血量多有块，面色无华，精神不振，疲乏无力，食欲差者，可多摄入益气活血之品，根据体质炖服人参、山药、当归、黄芪、田七等。

（3）情志：关心体贴患者，帮助患者消除紧张情绪。患者因热扰心神常有心烦、脾气暴躁等表现，应理解患者，耐心倾听患者的诉说，加强沟通，采取有效的方法稳定情绪。

第四节　儿科疾病

一、遗尿

医学术语称遗尿症，俗称尿床。一般是指 3 周岁以上的小儿寐中频繁小便自出，醒后方觉，3～5 岁的小儿每周至少有 5 次、5 岁以上小儿每周至少有 2 次出现症状，持续 6 个月以上者。本病的发生男孩多于女孩，部分有明显的家族史。病程较长，常反复发作。

【病因】近年来普遍认为，心理因素，如婴幼儿时期遭受强烈的精神刺激，生活中发生某些重大变化，紧张、焦虑等也会导致遗尿的发生。中医认为，遗尿与肺、脾、肾三脏功能失调都有关系，主要以下元虚寒所致的遗尿最为多见。

【症状】遗尿分为下元虚寒型、肺脾气虚型和肾气不固型。其中，以下元虚寒者为多，症见小便清长，神疲倦怠，畏寒肢冷，腰膝酸软，舌质淡，苔白滑，脉沉无力；肺脾气虚型遗尿主要有夜间遗尿，日间尿频而量多；肾气不固型主要有梦中遗尿，寝不安宁。

【灸疗方法】常用的治疗遗尿的穴位是：关元、三阴交、命门、肾俞、膀胱俞。

1. 下元虚寒型遗尿

主穴：关元、三阴交、命门、肾俞、膀胱俞。

配穴：中极、太溪。

灸法：取相应穴位行温和灸 5～10 分钟，每日 1～2 次，以皮肤微红为度，一般 7～14 天为一疗程。或隔姜（隔蒜）灸相应穴位，各灸 2～4 壮，每日灸 1 次。

灸后热敷：气海、关元。

2. 肺脾气虚型遗尿

主穴：关元、三阴交、命门、肾俞、膀胱俞。

配穴：气海、足三里。

灸法：取相应穴位行温和灸 5 分钟，每日 2～3 次，以皮肤微红为度，一般 7～14 天为 1 疗程。

灸后热敷：气海、关元。

3. 肾气不固型遗尿

主穴：关元、三阴交、命门、肾俞、膀胱俞。

配穴：百会、气海、足三里。

灸法：取相应穴位行温和灸 15 分钟，每日 2～3 次，以皮肤微红为度，一般 7～14 天为 1 疗程。

灸后热敷：气海、关元。

【注意事项】

（1）勿使患儿白天玩耍过度，睡前饮水过多。

（2）每晚按时唤醒排尿，要确保小儿完全清醒，逐渐养成自控的排尿习惯。

（3）每天晨起后排尿，嘱其勿憋尿，于校内应多次排尿，避免发生尿急及憋尿。

（4）夜间尿湿后应及时更换裤褥，保持干燥及外阴清洁。

（5）白天可饮水，晚餐不进稀饭、汤水；晚餐后尽量不喝水、饮料、汤药。临睡前自行排净小便。

（6）不体罚、不责骂，消除紧张心理，积极配合治疗。

二、百日咳

百日咳是指由百日咳杆菌引起的小儿呼吸道传染病，传染性极强。临床特征以咳嗽逐渐加重、呈阵发性、痉挛性咳嗽为主，咳末有鸡啼声，未经治疗的病人病程可延续 2～3 月，故名"百日咳"。本病中医称"疫咳""顿咳""天哮"等。

【病因】根据该病的病情轻重及病程长短可分为前驱期、痉咳期、恢复期。前驱期多见外感咳嗽，以肺气失宣为主。痉咳期痰热互结，阻于肺道，气逆而发，多邪热内盛。恢复期耗伤肺气，多见肺脾气虚为主。

【症状】常见症状为咳嗽，可分为三个类型。①肺气失宣引起的初咳期，表现为咳嗽阵作，昼轻夜重，逐渐加重，面白形寒，舌质淡，苔白而滑，脉浮；②痰热互结引起的热痰顿咳为痉咳期，约 2～4 周，可达 2 月以上，阵发痉咳，停顿再咳，剧咳可痰中带血，口干口渴，尿黄便结，舌红苔黄腻，脉细数；③脾肺气虚引起的恢复期，阵发咳嗽逐渐减少，咳声低弱，痰白稀薄，神倦乏力，大便不实，纳差，舌质淡，苔薄白，脉细弱。

【灸疗方法】常用的治疗百日咳的穴位：肺俞、大椎、天突、定喘。

1. 肺气失宣引起的百日咳（初咳期）

主穴：肺俞、大椎、天突、定喘。

配穴：风门、曲池、定喘、涌泉、足三里。

灸法：取相应穴位行温和灸10～15分钟，每日2次，以皮肤微红为度，一般3～5天1疗程。

灸后敷药：予天突、肺俞、定喘贴敷肉桂、沉香加调生姜汁4～6小时，每天1次，5～7天1疗程。

2. 痰热互结引起的百日咳（痉咳期）

主穴：肺俞、大椎、天突、涌泉、定喘。

配穴：足三里、丰隆。

灸法：取相应穴位行热敏灸10～15分钟，每日2次，以皮肤微红为度，一般5～7天1疗程。

灸后敷药：配合予天突、肺俞、定喘或足三里、涌泉外敷肉桂、沉香加调姜汁，或吴茱萸加调姜汁4～6小时，每天1次,5～7天1疗程。

3. 脾肺气虚引起的百日咳（恢复期）

主穴：肺俞、风门、大椎、天突、定喘。

配穴：涌泉、足三里、膻中、脾俞。

灸法：取相应穴位行温和灸10～15分钟，每日2次，以皮肤微红为度，一般3～5天1疗程。

灸后敷药：配合予天突、神阙、膻中或足三里、涌泉外敷肉桂、沉香加调姜汁，或吴茱萸加调姜汁4～6小时，每天1次,5～7天1疗程。

【注意事项】

（1）注意按时接种百日咳疫苗。

（2）注意隔离，防交叉感染。

（3）居室保持空气流通，注意防风防外感。

（4）予营养丰富、易消化食物，少食多餐。可适量饮水。

三、厌食

厌食是以较长时期厌恶进食、食量减少为特征的一种小儿常见病证。中医古代文献中无小儿厌食的病名，但文献所载"不思食""不嗜食""恶食"等病证的表现与本病相似。

【病因】本病多由喂食不当、他病伤脾、先天不足、情志失调引起。先天禀赋不足或后天调护失宜致脾胃不和，纳化失健，以脾主运化功能失健、脾胃气阴亏虚为主。

【症状】常见症状有厌恶进食，分为气虚型与阴虚型。其中脾胃气虚者多见不思进食，食而不化，大便偏稀夹不消化食物，面色少华，形体偏瘦，肢倦乏力，舌质淡，苔薄白，脉缓无力。脾胃阴虚者多见食少饮多，皮肤失润，大便偏虚干，小便短黄，甚或烦躁少寐，手足心热，舌红少津，苔少或花剥，脉细数。

【灸疗方法】常用的治疗厌食的穴位：脾俞、胃俞、足三里、阴陵泉。

1. 脾胃气虚引起的不思乳食，食而不化

主穴：脾俞、胃俞、足三里、三阴交、阴陵泉。

配穴：天枢、四缝、中脘。

灸法：取相应穴位行温和灸 10 ～ 15 分钟，每日 3 次，以皮肤微红为度，一般 3 ～ 5 天为 1 疗程，以灸至食欲增进为止。

2. 脾胃阴虚引起的不思进食，食少饮多

主穴：脾俞、胃俞、足三里、三阴交、阴陵泉。

配穴：中脘、内关。

灸法：取相应穴位行温和灸 5 ～ 10 分钟，每日 1 ～ 2 次，以皮肤微红为度，一般 7 ～ 14 天为 1 疗程，以灸至食欲增进为止。

灸后热敷：神阙、关元。

【注意事项】

（1）母乳喂养的婴儿4个月后应逐步添加辅食。

（2）纠正不良饮食习惯，做到"乳贵有时，食贵有节"，不偏食、挑食，不强迫进食，饮食定时适量，荤素搭配，少食肥甘厚味、生冷坚硬等不易消化食物，鼓励多食蔬菜及粗粮，勿随便服用补品补药。

（3）脾胃气虚者，可加用少量党参、白术、茯苓熬成粥以健脾益气。

（4）脾胃阴虚者，可加用少量北沙参、麦冬、玉竹熬成粥以养胃育阴。

四、积滞

积滞是指因小儿喂养不当，内伤乳食，停积胃肠，脾运失司所引起的一种小儿常见的脾胃病证。

【病因】本病的病因主要是乳食内积，损伤脾胃。病机为乳食不化，停积胃肠，脾运失常，气滞不行。食积可分为伤乳和伤食。伤于乳者，多因乳哺不节，食乳过量或乳液变质，冷热不调，皆能停积脾胃，壅而不化，成为乳积。伤于食者，多因饮食喂养不当，偏食嗜食，饱食无度，杂食乱投，生冷不节，食物不化；或过食肥甘厚腻及柿子、大枣等不易消化之物，停聚中焦而发病。

【症状】临床以不思乳食，腹胀嗳腐，大便酸臭或便秘为特征。

【灸疗方法】常用的治疗积滞的穴位：中脘、天枢、神阙。

1. 嗳气

主穴：神阙。

配穴：中脘。

灸法：艾条温和灸各穴5分钟，至皮肤潮红为度。医者应将食、中两指置于施灸部位两侧，来测知小儿局部受热程度，以防烫伤，每日 1 次，3 次为 1 疗程。

2. 腹胀腹痛

主穴：神厥。

配穴：天枢（双侧）。

灸法：置于患者神厥、双侧天枢。灸时以温暖为宜，如感到局部皮肤灼热，可稍移动，灸程为 15 ～ 30 分钟，一天 1 ～ 2 次，14 天为 1 疗程。

3. 腹泻

主穴：神阙。

配穴：中脘、关元。

灸法：在中脘、神阙、关元穴贴上生姜片，用艾条对着姜片艾灸 10 ～ 20 分钟，以穴位皮肤轻度发红为度。每日 1 ～ 2 次，7 天 1 个疗程，治疗 1 个疗程。注意掌握施灸时间，以皮肤红晕为度，观察皮肤温度、颜色，及时刮除艾灰，注意保暖。

【注意事项】

（1）**起居**：居室宜空气流通、安静、整洁。

（2）**饮食**：①宜进食清淡、易消化食物，避免辅食种类繁杂过多，忌生冷、油腻和甜食。必要时禁食。②食疗推荐：米汤，菜粥，健脾消食糕或用鲜鸭肫250g、谷芽30g、麦芽30g 加水适量，文火焖煮至熟烂，分次饮汁食肉，少量多餐。③由于小儿脏腑娇嫩，形气未充，家长应了解乳食喂养的重要性。小儿因积滞，脾胃功能减弱，肠蠕动较慢，极易加重积食与便秘。如饮食失调，喂养不当，饥饱无度导致积滞内停不消，津液耗伤，久之积滞成热，不能生化气血，迁延成为疳积，致使病情加重。所以要详细指导家长如何注意节制饮食，不可让小儿过食生冷、香甜、肥腻、不洁之品及零食。症状改善后，饮食要定时定量，不宜过饱过饥，不偏食，食物品种要丰富，富于营养易消化，多吃水果、胡萝卜、白萝卜、糙米、豆类、蛋黄、鱼及全脂乳品，每日饭中加煮白萝卜汤。

（3）运动：适当参加户外活动，视患儿年龄而定，增强体质。指导家长让孩子多晒太阳，适当运动，以疏通气血，畅达气机，帮助消化，增强体质。

（4）情志：1～7岁儿童生性活泼、好奇，模仿性强，很容易受周围人语言、行为及对各种事物好恶态度的影响。在各项施护中，要给患儿创造愉快、安静、心情舒畅的环境，用易接受能理解的言语讲道理、启发诱导患儿，家长不责备或训斥小儿，使孩子能够积极配合治疗。保持情绪舒畅，避免七情刺激。

第五节　骨科疾病

一、软组织损伤

软组织损伤是指人体受到擦伤、扭伤、挫伤、跌伤、撞击伤等钝性或锐性暴力后造成皮肤、皮下、肌肉、韧带、筋膜、肌腱、腱鞘、滑膜、关节囊、椎间盘等组织以及周围神经、血管等软组织的损伤。

【病因】外因包括直接暴力、间接暴力、持续劳损。较小的外力反复长期地作用于人体某部位，而发生疲劳性损伤。如长期弯腰可致腰肌劳损，反复伸腕用力可致网球肘等。外感六淫之邪，尤其是风、寒、湿邪，可直接引起软组织损伤疾患。如寒性收引，可致筋脉失于温煦，则发生挛缩、疼痛。青壮年筋骨强壮，多发生因暴力所致的撕裂伤。老年人气虚血衰，筋骨衰弱，多见劳损，如冻结肩。某些职业工种也可引起本病的发生。如长期低头工作者易发生颈部筋伤，手工制作者易发生手部筋伤，运动员、舞蹈演员、建筑工人、煤矿工人等易发生与职业相关的局部筋伤。

【症状】软组织损伤的主要表现有：局部疼痛、肿胀或见瘀斑、畸形、功能障碍。

【灸疗方法】常用治疗软组织损伤的穴位是：阿是穴、命门、气海、关元。

1. 急性软组织损伤

疼痛较剧烈，呈锐痛、刺痛，压痛明显，肿胀快起且较明显，可伴随不同程度的功能障碍。

主穴：以痛为腧，选痛点为穴位，取 3～4 个阿是穴。

配穴：剧烈疼痛处的邻近穴位，选辅助穴 1～3 个。

灸法：用艾条行温和灸法，灸至局部皮肤红晕充血、有轻松感为度。每次每穴 15～20 分钟，每天治疗 1 次，3 次为 1 疗程。

2. 慢性软组织损伤

疼痛较缓和，呈钝痛、胀痛、酸痛，疼痛部位较深，不易触及压痛，一般不肿胀，可伴有关节僵硬，关节不稳。

主穴：命门、腰阳关、环跳、承扶、殷门。

配穴：阿是穴，宜选青紫的静脉、条索状、点状硬结附近。

灸法：用艾条行温和灸法，灸至局部有明显的灼热感，但无灼痛，灸至局部发热、发红，微有出汗为止，大约 30 分钟。隔天治疗 1 次，5 次为 1 疗程。对于陈旧性软组织损伤者，根据病情可适当延长疗程。

【注意事项】

（1）运动前认真做好准备活动，避免运动量过大。

（2）加强运动中的自我保护和自我监督，包括不使用已损坏的器械、运动场地要符合运动的要求、穿着合适的服装和鞋。

（3）在日常生活中，避免过度劳累，要劳逸结合。

（4）避免长时间保持某种姿势或重复某种动作，避免提拉抬举过重的物品。

（5）日常避免外力所致的损伤。如行走，特别是上下楼梯时要集中注意力，避免踩空造成膝、踝关节的扭伤。

（6）老年人锻炼身体时要选择合适的运动，应避免爬山、爬楼梯、踢毽等对关节造成损害的运动，应该选择游泳、慢跑、散步、骑车等运动方式，太极拳、太极剑、五禽戏这样的以意领气、刚柔相济的运动也非常适合中老年人。

二、颈椎病

颈椎病是由于颈椎椎间盘、颈椎骨关节及其相关的肌肉、韧带、筋膜等所发生的退行性改变及其继发改变，刺激或压迫了周围的脊髓、神经、血管等组织，由此产生的一系列临床症状和体征的结合症候群。

【病因】①年龄因素：随着年龄的增长，人体各部件的磨损也日益增加，颈椎同样会产生各种退行性变化，而椎间盘的退行性变化是颈椎病发生发展中最基本和最关键的基础。②慢性劳损：如不良的睡眠姿势、枕头的高度不当或垫的部位不妥，反复落枕者患病率也较高。另外，工作姿势不当，尤其是长期低头工作者，颈椎病发病率特高。

【症状】颈椎病的主要表现有：颈肩疼痛、上肢酸痛、手指麻木、头晕目眩、头痛、耳鸣、猝倒、瘫软无力、心烦失眠、悲伤易怒等。

【灸疗方法】常用治疗颈椎病的穴位是：风池、风府、百会、合谷、肩井。

1.颈部酸痛、颈肩不适感、颈部肌肉紧张僵硬

主穴：悬钟、风池、天柱、合谷、外关。

配穴：肩中俞、阿是穴、大椎。

灸法：行温和灸每次每穴 15 ～ 20 分钟，以皮肤微微发红为度。每日 1 次，7 天为 1 疗程。

2. 颈肩痛伴上肢疼痛、麻木、灼热或针刺样疼痛

主穴：颈夹脊、风府、合谷、曲池。

配穴：肩中俞、大椎、肩井、天宗。痰热者取大椎、合谷、曲池；痰湿者取足三里、丰隆。

灸法：行回旋灸 2 分钟温热局部气血，再以雀啄灸 2 分钟激发经气，最后施以温和灸开通经络。每次 20 分钟，以皮肤出现红晕为度，每日 1 次，7 天为 1 疗程。

3. 头痛、眩晕、耳鸣耳聋、视物不清、记忆力减退、体位性猝倒

主穴：颈夹脊、百会、风府、足三里、三阴交。

配穴：天柱、太冲、大椎、太溪。瘀血者取合谷、三阴交；肝肾不足者取肝俞、肾俞。

灸法：距离皮肤 2cm 左右施行温和灸，每次 20 分钟，以皮肤出现红晕为度，每日 1 次或隔日 1 次，10 次为 1 疗程。疗程间休息 3 天，共治疗 2 个疗程。

4. 烦躁、口干、失眠、多梦

主穴：颈夹脊、百会、风池、内关、神门。

配穴：太冲、合谷、血海、心俞。

灸法：距离皮肤 2cm 左右施行温和灸，每次 20 分钟，以皮肤出现红晕为度，每日 1 次，7 天为 1 疗程。

5. 上肢麻木乏力、下肢跛行、无力或瘫痪

主穴：颈夹脊、风池。上肢取肩髃、手三里、后溪。下肢取环跳、阳陵泉、委中。

艾灸实用手册

配穴：上肢取少海、曲池、天井。下肢取承扶、伏兔、悬钟。

灸法：行温和灸，每次 20 分钟，以皮肤出现红晕为度，每日 1 次，7 天为 1 疗程。

【注意事项】

（1）避免头颈部遭受外伤。

（2）避免长期低头伏案工作，或长时间扭颈、斜颈工作。

（3）枕头高度要适中，不宜过高，侧卧与肩同高，把枕头枕在颈项部位。另外，落枕会加重颈椎病病情，所以应该保持正确睡姿。

（4）注意颈部保暖，而且还应劳逸适度，避免受到风寒等邪气侵袭。

（5）女性经期停止艾灸，艾灸后口渴，可喝红糖水或温开水。

三、肩关节周围炎

肩关节周围炎简称肩周炎，是一种因肩关节周围软组织（包括肩周肌、肌腱、滑囊和关节囊等）产生的慢性炎症，进而粘连等病变而引起的以肩关节疼痛和功能障碍为特征的肩部疾病。根据该病普遍具有患肩关节僵硬和遇热痛减、遇冷痛甚等特点，因此还被称之为"冻结肩""肩凝症""肩凝风"等。

【病因】年老体衰，劳累过度与气血不足；起居失常与外感风寒湿邪；外伤劳损与筋脉失养，均为导致本病发生的常见原因。外伤筋骨，跌打闪挫，筋脉受损，瘀血内生，脉络不通，不通则痛，久之筋脉失常，拘急不用；或习惯偏侧而卧，筋脉长期受压，致使气血阻滞而成肩痛。饮食不节与湿热内蕴，素嗜酒酪，过食肥甘、厚味、辛辣之品，内伤脾胃，致使脾失健运，湿热内蕴。湿性重浊黏滞，多阻遏气机，留滞经脉之间则肢体重着或屈伸不利，肩部活动减少。

【症状】肩周炎的主要表现有：肩关节疼痛和肩关节活动受限。

【灸疗方法】常用治疗肩周炎的穴位是：肩髃、肩井、曲池、外关、阿是穴。

1. 肩内侧疼痛

肩关节疼痛以肩内侧为重，并有压痛，疼痛放射至肘、腕。

主穴：肩髃、肩井、曲池、外关、阿是穴。

配穴：肩内陵、天府、少海、中府、云门。

灸法：艾灸温和灸每穴20～30分钟，每天1次，7天为1疗程，疗程间休息3天，治疗1～3个疗程。

2. 肩峰处压痛

肩峰处压痛，疼痛沿着上臂、手指方向放射，以三角肌病变较为多见。

主穴：肩髃、肩前、手三里、外关、阿是穴。

配穴：曲池、外关、合谷。

灸法：艾灸采用回旋灸和雀啄灸，或可加隔姜灸：用鲜姜切成2～3mm薄片，置姜片于阿是穴等处，将艾炷放到姜片上施灸，若感觉局部皮肤较烫，随即更换艾炷继续灸，每天1次，每次10分钟，15天为1个疗程。

3. 肩后侧部疼痛

以肩部后侧酸痛为主，伴有肩胛骨疼痛，疼痛沿上臂后侧向前臂、手指放射。见于肩峰下滑囊炎或岗上肌腱炎、肱二头肌腱鞘炎、颈椎病变等。

主穴：肩髃、下巨虚、大肠俞、合谷和外关。

配穴：天宗、肩贞、天井、秉风、阿是穴。

灸法：先用艾条温和灸小腿前外侧下巨虚穴5分钟左右，再用艾条灸后背大肠俞5分钟左右。用艾条隔姜灸阿是穴、肩部痛点，每处大约 20 分钟，至皮肤出现红晕发热。每天 1 次，7 天为 1 疗程，疗程间休息 3 天，治疗 1～3 个疗程。

【注意事项】

（1）避免过度劳累。

（2）注意防风、防寒、防潮湿。

（3）防止外伤。

（4）肩关节功能锻炼，锻炼应循序渐进，持之以恒。①弯腰晃肩法：弯腰伸臂做肩关节环转运动，动作由小到大，由慢到快，肩关节锻炼应循序渐进，持之以恒。②爬墙攀高法：面对墙壁，双手或单手沿墙缓缓向上爬动，使上肢尽量高举，然后再向下回到原处，反复数十次。③体后拉手法：双手放于背后，用健侧手拉住患侧腕部，逐渐向上拉动，反复进行；④屈肘外旋法：背靠墙而立，屈肘 90°，握拳，双臂外旋，尽可能使拳背碰到墙壁，反复数次。⑤内收外展法：双手在颈后交叉，肩关节尽量内收及外展，反复数次。还有梳头、画圈、抗重力锻炼等动作可勤加锻炼。

四、落枕

落枕是由于颈肌痉挛，颈项部风寒侵袭、经络不通，气血瘀滞引起的急性单纯性颈项痛或炎性改变，又称"失枕"。

【病因】①因睡姿不当、枕头高低不适、坐姿过久，使颈部肌肉一直处于紧张状态而发生静力性损伤。②因颈部急性扭闪，肌肉突然收缩，引起肌纤维部分损伤。③因平素缺乏肌肉锻炼，身体虚弱，气血不足，痹阻不通，不通则痛。④因嗜食酒好肥甘，损伤脾胃，痰湿内停，复遭风寒侵袭，寒凝气滞，致经脉不通。

【症状】本病以颈部活动受限为主要临床特征，表现为头向一侧倾斜，单侧项背部牵拉痛，有时可放射至肩背部及上臂，并有明显压痛。

【灸疗方法】常用治疗落枕的穴位是：阿是穴、落枕穴、大椎、风池。

1. 寒邪凝滞型落枕

主穴：落枕穴、阿是穴、经渠、大椎、列缺。

配穴：肩髃、肩中。

灸法：行隔姜灸，在寸口桡动脉搏动处放置厚约 0.5cm 并刺有小孔的姜片，将艾炷放在姜上施灸，以感觉舒适、不灼伤皮肤为宜，灸疗 15～20 分钟。每日 1 次，3 次为 1 疗程。

2. 肾气亏虚型落枕

主穴：落枕穴、阿是穴、大椎、后溪。

配穴：肩外俞、天柱。

灸法：以艾条用回旋灸疗法，每穴灸 20～30 分钟，以皮肤微微发红为度。每日 1～2 次，3 次为 1 疗程。

3. 寒瘀互结型落枕

主穴：翳风、风池、悬钟。

配穴：天宗、阿是穴。

灸法：用艾条悬灸，每穴灸治 5～10 分钟，以皮肤微微发红为度，如该处出现跳痛、蚁咬、针扎、热流窜动感觉时，适当延长艾灸时间，至以上感觉减弱为宜。

【注意事项】

（1）预防颈部外伤，避免坐车打瞌睡，运动前需要做足够的预备活动。

（2）枕头高度要适宜，保持良好睡姿。睡眠时以仰卧为主，侧卧为辅，左右交替，头放于枕头中央，以防落枕。早晨起床时动作勿过猛。

（3）天气寒冷时注意颈部保暖，尤其是夜晚，避免颈背部受寒冷刺激。

（4）平日长期低头伏案工作者，勿长时间使颈部肌肉过伸或过屈，应注意随时活动颈椎，防止瘀血的产生。

五、腰痛

腰痛一般是指腰部一侧或两侧疼痛，以腰脊或脊旁部位疼痛为主要症状。

【病因】中医认为腰痛多由外感、内伤挫闪等引起腰部经气阻滞或经脉失养所致。

【症状】一般将腰痛分为寒湿腰痛、肾虚腰痛、瘀血腰痛、劳损腰痛及急性腰痛五类。①寒湿腰痛者，症见腰部重痛发凉、酸麻、得热痛减，活动转侧不利、拘急不可俯仰，或伴腰脊痛连臀腿，迁延日久，时轻时重，遇阴雨天疼痛发作或加剧，苔白腻，脉沉而迟缓。②肾虚腰痛者，症见腰部隐隐作痛、腰腿酸软无力、绵绵不已，或酸多痛少，伴肾虚等症状，其起病缓慢、病程日久、劳则更甚、喜按喜揉。其中，肾阳虚者，症见神倦肢冷，面色㿠白，四肢不温，滑精，舌淡，脉沉细；肾阴虚者，伴有虚烦咽干，手足心热，舌红，脉细数。③瘀血腰痛者，症见腰痛如刺，痛有定处且拒按，日轻夜重，多因跌仆挫扭致腰部气滞血瘀、壅滞经络，轻者俯仰不便，重则不能转侧，舌质暗紫，或有瘀斑，脉涩。④劳损腰痛者，腰部强直酸痛，痛有定处，劳累痛剧，触之僵硬有牵制感，轻则俯仰不便，重则转侧困难，多有外伤病史，或陈伤宿疾因劳累复发，舌质暗，脉涩。⑤急性腰痛者，腰部突然剧烈疼痛，转侧俯仰不能。

【灸疗方法】常用治疗腰痛的穴位是：肾俞、夹脊、委中、阿是穴、大肠俞。

主穴：肾俞、夹脊、委中、阿是穴、大肠俞。

配穴：寒湿腰痛加关元俞、大肠俞、腰阳关；劳损腰痛加次髎、膈俞；肾虚腰痛加志室、命门、太溪、三阴交，其中肾阳虚再加关元、气海，肾阴虚再加绝骨、照海；血瘀加水沟、膈俞、血海、后溪；急性扭伤腰痛加人中、腰痛穴，委中放血。

灸后热敷：委中、腰眼。

灸法：取相应穴位行温和灸 10～15 分钟，每日 3 次，以皮肤微红为度，一般 7～15 次为 1 疗程。

【注意事项】

（1）预防腰痛，应注意在日常生活中保持正确的坐、卧、行体位，劳逸适度，不可强力负重，避免腰部跌仆闪挫。避免坐卧湿地，暑季湿热郁蒸之时应避免夜宿室外，不可贪冷喜凉。涉水冒雨或身汗出后应换衣擦身，或服用生姜红糖茶，以发散风寒湿邪。

（2）急性腰痛，应及时治疗，愈后注意休息调养，以巩固疗效。

（3）慢性腰痛除药物治疗外，应注意腰部保暖，或加用腰托固护，避免腰部损伤。避免劳欲太过，防止感受外邪，经常活动腰部，或进行腰部自我按摩。打太极拳等医疗体育活动，有助于腰痛的康复。

六、膝关节痛

膝关节痛，一般是由关节本身或全身性病变所引起。主要由骨关节炎、类风湿性关节炎、关节外伤、化脓性关节炎、结核性关节炎以及发热性疾病等致膝关节痛、红肿、炎症和活动受阻、功能受限。轻者因疼痛影响活动与睡眠，重者则影响劳动与日常活动。

【病因】一般将常见引起膝痛的疾病分三大类：第一类为膝关节韧带、半月板损伤；第二类为膝关节炎及滑膜炎疾病；第三类为局部膝关节劳损及髋关节源性、腰椎源性累及膝关节。

中医认为，膝关节痛是由于风、寒、湿、热等邪气闭阻经络，影响气血运行，导致疼痛或屈伸不利等症状的一种疾病。

【症状】一般将膝关节痛分为以下四型。

（1）风重型：刮风时病情加重（酸痛难忍），疼痛部位不固定，全身各关节、肌肉游走窜痛（酸痛），脉多浮缓或弦缓，舌质淡，苔薄白。

（2）湿重型：阴雨天或接触冷水时，病情加重，患病局部沉重、酸楚或麻木不仁，关节屈伸不利，活动时多有骨擦音。脉多缓或濡，舌质淡，苔白腻或微黄腻。

（3）寒重型：遇冷病情加重，遇热则病情好转，皮肤发凉，肌肉、关节固定性剧痛或挛缩拘急，脉弦紧或沉紧，舌质淡，苔白或白滑。

（4）风湿型：遇刮风下雨则病情加重，患病肌肉、关节既有游走窜痛，又有沉重感。脉多浮缓，舌质淡红，苔微黄腻。

【灸疗方法】

1. 风寒膝痛

主穴：大椎、至阳、犊鼻、阳陵泉、足三里、太溪。

灸法：取相应穴位行温和灸 10 ～ 15 分钟，每日 1 ～ 2 次，以皮肤微红为度，一般 7 ～ 14 次为 1 疗程。

灸后热敷：阿是穴。

2. 寒湿膝痛

主穴：中脘、关元、曲池、阴陵泉、犊鼻、阴市。

灸法：取相应穴位行温和灸 10 ～ 15 分钟，每日 1 ～ 2 次，以皮肤微红为度，一般 7 ～ 14 次为 1 疗程。

灸后热敷：阿是穴。

【注意事项】

（1）加强锻炼，增强身体素质：经常参加体育锻炼，如保健体操、练气功、太极拳、做广播体操、散步等，大有好处。

（2）避免风寒湿邪侵袭：春季正是万物萌发之际，也是类风湿性关节炎的好发季节，所以，要防止受寒、淋雨和受潮，关节处要注意保暖，不穿湿衣、湿鞋、湿袜等。夏季暑热，不要受凉，暴饮冷饮等。秋季气候干燥，但秋风送爽，天气转凉，要防止受风寒侵袭。冬季寒风刺骨，注意保暖是最重要的。

（3）**注意劳逸结合**：饮食有节、起居有常、劳逸结合是强身保健的主要措施。临床上，有些类风湿性关节炎患者的病情虽然基本控制，处于疾病恢复期，但因劳累而加重或复发，所以要劳逸结合，活动与休息要适度。

（4）**保持正常的心理状态**：有一些患者是由于精神受刺激，过度悲伤，心情压抑等诱发本病的；而在患病之后，情绪的波动又往往使病情加重。这些都提示精神（或心理）因素对本病有一定的影响。因此，保持正常的心理状态，有利于维持机体的正常免疫功能。

（5）**预防和控制感染**：有些类风湿性关节炎是在患了扁桃体炎、咽喉炎、鼻窦炎、慢性胆囊炎、龋齿等感染性疾病之后发病的。人们认为这是由于人体对这些感染的病原体发生了免疫反应。所以，预防感染和控制体内的感染病灶也是很重要的。

第六节　皮肤科疾病

一、蛇串疮

蛇串疮是由水痘－带状疱疹病毒所致的一种皮肤病，由于这种病毒有嗜神经的特点，发病总是沿神经走向，呈条带状，故称"带状疱疹"。临床以突发单侧簇集状水疱，呈带状分布，并伴有烧灼刺痛为主症。中医称之为"蛇串疮""蛇丹""蛇窠疮""蜘蛛疮""火带疮""缠腰火丹"等，民间把这种病称作"串腰龙"。

【病因】本病多因肝火妄动，脾失健运，外受毒邪，湿热熏蒸皮肤而循经外溢所致。

【症状】初起时，先觉发病部位皮肤灼热疼痛，皮色发红，继则出现簇集性粟粒大小丘状疱疹，多呈带状排列，好发于身体一侧，以腰肋部、胸背部为常见，也可见于面部、四肢等其他部位。一般病程 2～3 周。疱疹消失后可遗留疼痛感。神经痛可持续1～2个月，甚至更久，尤其是老年体弱患者，容易在疱疹消退后半年或更长的时间仍持续神经痛。

【灸疗方法】常用的治疗蛇串疮的穴位：夹脊穴、曲池、阳陵泉。

1. 疱疹

主穴：疱疹周围穴和相应夹脊穴、心俞穴。

配穴：肝经郁热者，加行间、太冲、阳陵泉；脾经湿热者，加血海、阴陵泉、内庭；发于头面部者，加合谷、内庭；发于耳部者，加百会、风池、风府、大椎、头维；发于胸背、上肢者，加章门、期门、日月、曲池、内关、合谷、肩髃；发于腰腹部者，加阳陵泉、足三里、涌泉。

灸法：相应脊神经根的夹脊穴处放置蒜片，点燃置于其上的艾炷，待受灸者感灼热疼痛难忍耐时，除去艾火，更换艾炷再燃。一般每片蒜上放艾炷灸 3 次，每日 1 次，疼痛剧烈者可每日 2 次。

2. 疼痛（后遗神经痛）

主穴：疱疹同侧夹脊上下。

配穴：无。

灸法：用药艾条沿疱疹同侧夹脊上下熏灸 15 分钟，在疱疹处由中心向周围围灸，直至局部潮红、受灸者感觉舒适、温热无痛为度，时间约30分钟，每日1次。对于皮损面积大而夜晚疼痛剧烈者，可嘱其或家属为其睡前再灸1次，以缓解疼痛。

3. 麻木感

主穴：曲池、血海、委中、阳陵泉、合谷。

配穴：无。

灸法：患者取坐位或仰卧位，充分暴露患部，点燃艾条，灸时以温热感为度，采用回旋灸法，切忌灸起水疱。每日1次，每次10分钟。

【注意事项】

（1）**饮食**：宜清淡，少吃肥甘油腻之品，因肥肉、饴糖、牛奶及甘甜食物等多具滋腻、肥甘壅塞之性，易使带状疱疹之湿热毒邪内蕴不达，病情缠绵不愈。忌食用酒、烟、生姜、辣椒、羊肉、牛肉及煎炸食物等辛辣温热之品，食后易助火生热。中医认为，带状疱疹为湿热火毒蕴结肌肤所生，应忌食上述辛辣致热食品。

（2）**增强体质**：提高抵抗力，应坚持适当的户外活动或参加体育运动，如慢跑、散步、打太极拳，每次活动宜半小时以上，保证每周3～4次。预防感染，尤其是在寒暖交替时要适时增减衣物，避免到人群众多的场所。

（3）**畅情志**：保持心情舒畅，勿大喜大怒，避免不良情绪刺激，可以听音乐、散步、聊天以舒缓情绪。

（4）**皮肤护理**：保持皮肤干洁，勿摩擦及过热水烫洗患处，勿自行撕剥皮损，局部小水疱不宜挑破；水疱大时，可用无菌注射器抽出疱液，但不除去痂皮，防继发感染。

二、湿疹

湿疹是一种常见的由多种内、外因素引起的真皮浅层及表皮炎症，以瘙痒、水疱、糜烂、渗出、肥厚及苔藓样变、干燥鳞屑和反复发作为主要特点。皮疹形态为多形性、弥漫性，对称分布，急性期有渗出，慢性期浸润肥厚。病程不规则，常反复发作，瘙痒剧烈。

【病因】中医学文献中记载的"浸淫疮""四弯风""旋耳疮""绣球风"等属于本病范畴。急性、亚急性湿疹多由饮食失节或过食腥发动风之品，伤及脾胃，脾失健运，致使湿热内蕴，造成脾为湿热所困，复感风热湿邪，内外相搏，充于腠理，浸淫肌肤而发。病程较长的慢性湿疹则是因风热湿邪不得及时清泄，湿热裹结，或夹瘀，或夹有阴虚血燥所致。

【症状】①急性湿疹：皮损初为多数密集的粟粒大小的丘疹、丘疱疹或小水疱，基底潮红，自觉剧烈瘙痒；②亚急性湿疹：急性湿疹炎症减轻后，皮损以小丘疹、结痂和鳞屑为主，仅见少量丘疱疹及糜烂，仍有剧烈瘙痒；③慢性湿疹：表现为患处皮肤增厚、浸润，棕红色或色素沉着，表面粗糙，覆鳞屑，或因抓破而结痂，自觉瘙痒剧烈。病程不定，易复发，经久不愈。

【灸疗方法】常用治疗湿疹的穴位是：三阴交、血海、足三里。

1. 瘙痒

主穴：曲池、血海、三阴交。

配穴：陶道、肺俞、阴陵泉、神门、百虫窠等。腹泻加足三里。

灸法：艾条回旋灸。点燃艾条，在穴位上往复回旋熏烤，火头距离皮肤 2～3cm，每穴可灸 15～30 分钟，每次选 4～5 穴，每日或隔日 1 次。

2. 渗出

主穴：足三里、三阴交、血海。

配穴：下焦、神阙等。

灸法：

方法 1　热敏灸，主要围绕患处施灸。每穴灸 15～20 分钟，每日 1 次，10 次 1 疗程。

方法 2　回旋灸，每穴 10～15 分钟，使局部有温热感，以不感烧灼为度，直到施灸的皮肤温热红晕为度。每日 1 次，10 次为 1 疗程，疗程之间休息 2～3 天。

3. 皮损反复不愈，粗糙肥厚，或呈苔藓样改变

主穴：肺俞、曲池、血海、三阴交。

配穴：中脘、膻中、膈俞、心俞、委中、膈俞、大都。

灸法：

方法 1　雀啄灸，艾条在穴位皮肤上下移动，使局部产生温热感觉，直至皮肤出现红晕为止。每穴灸 15～20 分钟，每日 1 次，10 次为 1 疗程。

方法 2　灸穴处距离皮肤 3cm 左右施行温和灸，以局部有温热感而无灼痛为宜。隔天治疗 1 次，10 次为 1 个疗程。治疗需进行 3 个疗程。

【注意事项】

（1）起居：避风寒、慎起居。养成良好的卫生习惯，保持皮肤清洁，勿使用刺激性的沐浴物品，保持手卫生清洁，尽可能避免用手抓挠局部，不要使用油脂性护肤品或化妆品；避免患处再次受到各种外界刺激，如搔抓、热水烫洗等。

（2）饮食

①宜食食物：淀粉类为大米、小麦、荞麦、粟米；蛋白质类为猪瘦肉、排骨汤、鸽肉、牛奶、豆制品；蔬菜类为冬瓜、黄瓜、白菜、油菜、番茄、萝卜、海带；常饮菊花茶。

②忌致敏食物：若在饮食方面发现有致敏的食物，如鱼虾、蟹、牛肉、羊肉、鸡肉、鸭肉、鹅肉、花粉等，应绝对禁忌这些食

物，以免引起变态反应，导致湿疹复发或加重病情。

③忌辛辣刺激食物：湿疹者忌饮浓茶、咖啡、酒，勿吃辛辣和刺激性食物。酒、浓茶等物的刺激可使瘙痒加剧，势必引起搔抓，这样又造成恶性循环，使皮损难以痊愈。葱、大蒜、生姜、辣椒、花椒等味辛、性温食物，耗阴助阳，对湿疹是一种刺激，应避免食用。

④忌发湿、动血、动气食物：中医认为，皮肤湿疹者应忌食发湿之物，如竹笋、芋头、牛肉、葱、姜、梨、蒜、韭菜等；动血之物，如山慈菇、胡椒等；动气之物，如羊肉、莲子、芡实等。

⑤先停食牛奶、酸奶、鸡蛋和海鱼，多吃蔬菜和水果，补充维生素 A、维生素 B 族。

（3）活动：平日应适当进行体育锻炼，增强自身体质，锻炼强度不宜激烈、不宜过度，老年人可练习太极、八段锦等。

（4）情志：应保持心情愉快舒畅，避免七情刺激。

三、黄褐斑

黄褐斑是一种色素代谢异常的疾病，临床无自觉症状，常表现为颜面凸起部位出现大小、形状不一的黄色褐斑，颜色深浅不一，多呈对称性。好发于颜面部，多见女青年，尤以妊娠女性的妊娠斑多见，亦见于青年男性及儿童。

【病因】中医认为本病为邪犯肌肤，气血不和，肝郁气滞，气滞血瘀所致，多因长期生活失调，或患有其他慢性疾病，或饮食不洁所致。常继发于妊娠、肝病、肺结核、慢性酒精中毒、癌症、口服避孕药及苯妥英钠等药之后。

【症状】常见症状为颜面部黄褐色斑，分为 3 型。其中肝郁内热型最为多见，症见面生黄斑、迅速增多、两胁不舒、口苦咽干、易怒易惊、舌红苔薄，脉弦细；气滞血瘀型，症见面部黄褐色较深，还兼以胸胁刺痛、痛经、月经血块多，舌质紫色或夹瘀点，脉弦涩；肝肾不足型，症见颜面对称性褐色斑片，还兼以头晕耳鸣、腰膝酸软、五心烦热、失眠多梦，舌质红、苔薄黄，脉细。

【灸疗方法】常用治疗黄褐斑的穴位是：肝俞、肾俞、足三里、褐斑局部。

1.肝郁内湿热引起的黄褐斑

主穴：肝俞、肾俞、足三里、褐斑局部。

配穴：肝郁者加命门、身柱、期门、太冲；湿热者加脾俞、合谷。

灸法：取相应穴位行温和灸10～15分钟，每日2～3次，以局部皮肤红润为度，一般3～5天为1疗程。

2.气滞血瘀引起的黄褐斑

主穴：肝俞、肾俞、足三里、褐斑局部。

配穴：大椎、肺俞、血海。

灸法：取相应穴位行温和灸5～10分钟，每日1～2次，以局部皮肤红润为度，一般7～14天为1疗程。

3.肝肾不足引起的黄褐斑

主穴：肝俞、肾俞、足三里、褐斑局部。

配穴：大椎、命门。

灸法：取相应穴位行温和灸5～10分钟，每日1～2次，以局部皮肤红润为度，一般7～14天为1疗程。

【注意事项】

（1）应尽量避免长时间日晒，尤其在夏季。防止各种电离辐射。慎用各种有创伤性的治疗，包括冷冻、激光、电离子、强酸强碱等腐蚀性物质。禁忌使用含有激素、铅、汞等有害物质的"速效祛斑霜"。积极治疗内分泌功能障碍、肝病等原发病，加强营养，注意休息。

（2）多食富含维生素 C 和维生素 E 的新鲜蔬菜水果，避免辛辣刺激性食物，如酒、浓茶、咖啡、葱、蒜、桂皮、辣椒、花椒等，以免加重病情；戒烟酒。

（3）平日可沿经络进行面部按摩。

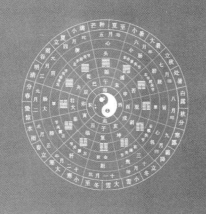

第五章 艾灸与养生

《灵枢·官能》曰：“针所不为，灸之所宜。”自古以来，艾灸在温通经络、温经散寒、升阳举陷、防病保健等方面起着重要作用。民间俗话亦说“若要身体安，三里常不干”“三里灸不绝，一切灾病息”。

艾灸疗法可以调整脏腑功能，补充人体的阳气，通络活血，促进机体新陈代谢，增加红、白细胞的数量，调整和提高机体免疫功能，增强机体抗病能力。常灸足三里、神阙、关元、气海、身柱、大椎、三阴交、涌泉等保健穴可起到扶正祛邪、防病治病、强身健体、延年益寿的目的。现将艾灸常用的 16 个养生保健穴位介绍如下：

一、天枢

天枢穴位于人体中腹部，左右各一，于肚脐旁开三指宽处。属足阳明胃经之穴，此穴位具有补充强化人体后天之气的作用。常对天枢穴施灸，可使胃经和大肠经保持活络，促进胃经内气血循环，帮助气血由胃经输向大肠经。

胃经气血充盈，则消化功能增强，就给造血系统提供足够的精微物质，为补血提供最基础的动力；大肠经气血充盈，则可保证循环排泄机能正常，既止泻又通便，保持肠道清洁，使人免受"毒素"的困扰。

二、关元

关元穴位于肚脐下四横指处，是任脉之穴，也是小肠的募穴。此穴是人体元阴和元阳的交汇处，是"男子藏精，女子蓄血"之处，自古就有"针必取三里，灸必加关元"之说。

艾灸关元穴具有培肾固本、调气回阳的作用，可提高脾胃生化气血的功能；还可促进肠道蠕动，增强其对营养物质的吸收。对月经不调、痛经、白带异常等妇科疾病效果显著。

三、血海

血海穴位于大腿内侧，屈膝时，髌骨内侧端上 2 寸，当股四头肌内侧头的隆起处，属足太阴脾经之穴。此穴是人体脾血的归聚之处，具有祛瘀血和生新血的功能，属女子生血之海。血海擅调妇科血病，其能调血、理血、引血，可治疗妇科血证及同血分有关的皮肤病。在血海穴施灸，对妇女痛经和经血过多或过少均有效，配合关元穴、三阴交穴效果更佳。如出现痛经伴有呕吐，艾灸此穴同时配合灸足三里穴可立刻缓解症状。

四、三阴交

三阴交位于小腿内侧，内踝高点上 3 寸，胫骨后缘。属足太阴脾经之穴，是肝、脾、肾三条阴经交汇的穴位。常对三阴交穴施灸有调和气血、补肾养肝的功效，同时可起到补血、活血，保持血压稳定的作用。

五、足三里

足三里穴位于屈膝 90° 时，外膝眼下 3 寸，距胫骨前缘 1 横指（中指）。属足阳明胃经之合穴，是胃腑精气功能的聚焦点。足三里穴可理脾胃、调气血、补虚弱，亦能祛病延年，也称长寿穴。艾灸足三里，可起到温中散寒、健运脾阳、补中益气、宜通气机、导气下行、强壮全身的作用，对气血亏虚引起的头晕、耳鸣、神经衰弱及胃动力不足者；胃气虚、因用眼过度或失眠熬夜而伤肝的人，经常艾灸此穴有很好的改善作用。

六、隐白

隐白穴位于足大趾末节内侧，距趾甲角 0.1 寸处。属足太阴脾经之穴，"太阴根于隐白，名曰阴中之阴"。隐白穴有统血、止血的作用。艾灸此穴可刺激脾经，促进气血源源不断地生化，是女性补血的大穴。

七、髀关

髀关穴位于大腿前面，当髂前上棘与髌底外侧端的连线上，屈髋时，平会阴，居缝匠肌外侧凹陷处。属足阳明胃经之穴，是小腹之阴与股前之阳交汇之处，是调节下肢胃经之总穴。艾灸此穴，健脾除湿，固化脾土，理气和胃，可治疗胃痛，对风湿性关节炎及臀部和大腿肥胖者减肥亦有良效。

八、下关

下关穴位于面部耳前方，当颧弓与下颌切迹所形成的凹陷中，张口隆起时。属足阳明胃经之穴。艾灸此穴对肾虚缺血或胃火导致的牙痛有良效。

九、期门

期，期望、约会之意。门，出入的门户。期门位于胸部，在左乳头下，第6肋间隙，前正中线旁开4寸。期门作为肝经募穴，尽管其穴内气血空虚，但却募集不到气血物质，唯有期望等待，故此得名，其意指天之中部的水湿之气由此输入肝经。本穴可呵护肝脏，避免肝血虚。艾灸此穴，对肝血不足有良效。

十、章门

章门，出入的门户也，其别名长平、季肋，位于腋中线，第一浮肋前端，屈肘合腋时肘尖正对的地方。隶属于足厥阴肝经。该穴名意指肝经的强劲风气在此风停气息，如同由此进入门户一般。艾灸章门及期门、足三里、内关，可协调五脏、调节肝脏和胃部的气血。

十一、神阙

神阙穴，即肚脐，又名脐中，是人体任脉上的要穴。它位于命门穴平行对应的肚脐中。神阙穴是人体生命最为隐秘和关键的穴位，是人体的长寿大穴。艾灸本穴可温补元阳，健运脾胃，复苏固脱。

十二、气海

气海穴为关元与神阙连线中点，即脐下 1.5 寸处。此穴为下丹田，是人体呼吸之门，全身气血汇集之地，所以称之为"气海"。艾灸此穴能补充正气，有治疗便秘，脘腹胀满，水谷不化及调理女性疾病等作用，是人体重要补穴之一。

十三、命门

命门，督脉之穴，位于第 2 腰椎之下，与脐相对，其气与肾通，是生命之根本，亦是维护生命的门户。本穴可培元固本、强健腰膝。艾灸此穴对神疲乏力、精力不济有一定的效果，主治虚劳腰痛、遗尿、尿频、泄泻等。

十四、中脘

中脘，别名上纪、太仓、胃脘，属任脉，为胃之募穴，八会穴之腑会。位于上腹部，前正中线上，当脐中上 4 寸。艾灸此穴主治胃痛、呕吐、呃逆、反胃、腹痛、腹胀、泄泻、痢疾、疳疾、黄疸、水肿，具有调胃和中、补虚益气、健脾化湿之功效。

十五、大椎

大椎，位于第 7 颈椎下端凹陷处，为督脉经穴，诸阳之会。其有益气壮阳之功效，可提高机体免疫功能，改善肺功能，对血小板和白细胞有双向调节作用。大椎穴是治疗轻度感冒的第一要穴。

十六、身柱

身柱，属督脉，在背部当后正中线上第3胸椎棘突下凹陷中。艾灸此穴能补气壮阳、益智健脑（小儿体弱多用），主治身热、咳嗽、气喘、惊厥、癫痫、脊背强痛、疔疮、百日咳、支气管炎、肺炎、肺结核、癔症等。

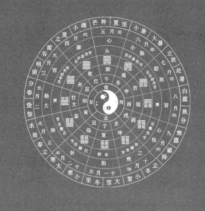

第六章 艾灸知识问答

《灵枢·官能》曰：「针所不为，灸之所宜。」自古以来，艾灸在温通经络、温经散寒、升阳举陷、防病保健等方面起着重要作用。民间俗话亦说「若要身体安，三里常不干」「三里灸不绝，一切灾病息」。

一、何为艾灸

艾灸是指点燃用艾叶制成的艾炷、艾条，用热刺激人体的穴位或特定部位，通过激发经气的活动来调整人体紊乱的生理功能，从而达到防病治病目的的一种治疗方法。

艾属纯阳植物，能够温通经络、祛寒除湿，补益人体阳气，特别适合现代人养生及调理亚健康状态。艾叶含 17 种已知化合物，并且挥发油含量、总黄酮含量、燃烧发热量等明显，服之则走三阴而祛一切寒湿，灸之则透诸经而治百种病邪，起沉疴之为康寿。艾叶具有异香，熏烟能驱蚊蝇，清瘴气，具有杀毒功能。

二、哪些人群适合艾灸

阳气亏虚、气虚、血虚人群适合艾灸。此种疗法既能治疗又能调理，还能保健。

三、儿童和孕妇是否均可艾灸

儿童和孕妇都可以艾灸。特别是小儿容易脾胃虚弱，腹胀腹泻，消化不良，艾灸效果较好。一般可在出生后 3～6 个月施灸，2 岁以内的孩子，每穴艾灸 5 分钟，3～5 岁可延长至 5～10 分钟。小儿艾灸的主要穴位为大椎和身柱。身柱穴在日本医学界被誉为"小儿百病之灸点"，可通阳理气、祛风退热、清心宁志、降逆止咳，对小孩有强身保健的作用。孕妇虽可以艾灸，但不建议艾灸，特别是孕妇的腰骶部及腹部禁灸，若有特殊情况要艾灸，需在医生的指导下施灸。

四、艾灸有什么要诀和方法

（1）*姿势舒服*：或坐或卧，放松，充分暴露穴位，要有依靠，稳妥舒适，能够持久。

（2）**取穴准确**：宜少不宜多，应选要穴。

（3）**距离适当**：艾条燃着的一端，对准应灸的腧穴部位或患处，距离皮肤2~3cm处。以病人的感觉舒适为最适当，以局部皮肤均匀性潮红为佳。

（4）**施灸部位**：最常用的是背部、腹部及四肢。这些部位肌肉丰厚，又不常外露，即使有小疤痕也无大碍；脏腑病多用俞穴、募穴，都在背部、腹部。

（5）**操作时间**：每次10～15分钟，皮肤丰厚处可30分钟左右，以施灸部位出现红晕为度。每日1次，一般7～10次为1疗程。

（6）**操作方法**：包括温和灸、雀啄灸、回旋灸、齐灸（多艾齐灸，单艾齐灸）、实按灸、温针灸、灯火灸等。注意施灸的顺序，原则上应顺应气血循行规律。

（7）**灸量判断**：艾炷灸，每次3～7壮为宜，以局部皮肤出现红晕、无烧伤、患者感觉舒适为度，且感传在原处往返，全身周流，上下连贯。时间不能太长，太长会虚脱，大汗淋漓，容易伤津耗血，且增加烫伤的风险。一般一个部位不超过30分钟。成人、小孩和老人又会有所不同。小孩的时间较短，灸至局部潮红，身体出汗即可。

五、什么时候可以艾灸

（1）一年之中，夏季施灸较好。夏天自然界阳气最旺盛，两者阳热相合，作用更强。冬季是自然界和人体寒气最重的时候，冬季艾灸对寒性体质的人群而言尤其重要。

（2）一日之中，上午较好。早上阳气升发，中午午时最旺，而后渐减退。具体时间因人因病而异。如调理脾胃功能在早上9～11点；失眠症在晚上灸比较好。具体还可参照子午流注针法。

（3）日常保健时间没有固定要求，时间长短要以局部皮肤出现变化为准。如皮肤慢慢变红，出现红晕，就可以停止。对于大多数养生保健而言，并无特殊时间限制。

六、艾灸补法泻法是什么

古代医书《灵枢·背俞》云："气盛则泻之，虚则补之。以火补者，毋吹其火，须自灭也；以火泻者，疾吹其火，传其艾，须其火灭也。"结合古代艾灸补泻手法，现代医家将艾条温和灸、温针灸、温灸盒灸、隔附子灸、丁香敷灸、五倍子敷灸、隔盐灸列为灸法之补法，把艾条雀啄灸、回旋灸、白胡椒敷灸、灯心草灸、线香灸、斑蝥敷灸、毛茛敷灸、龙芮敷灸、威灵仙敷灸、板蓝根敷灸、甘遂敷灸、薄荷敷灸、天灸、黄蜡灸列为泻法。而隔姜灸、化脓灸既扶正气，又祛邪气，补泻功能均有。

七、艾灸一壮是多少的量

壮为艾炷灸的计数单位，每一个艾炷燃尽称为一壮。艾炷大的如半截枣核，小的如米粒。

八、艾灸时火力如何选择

《医宗金鉴》说："凡灸诸病，必火足气到，始能求愈。"所以施灸时，不可火力太小，否则达不到一定的温热程度，不能取效。也不可太热，易造成皮肤表面很烫，而温度没有渗透下去，形成表热里不热的状态，也达不到治疗的目的。艾灸既不能火力太小，也不能火力太强，应该使温度达到一定热量程度，恰到好处，才可起到治疗作用。

九、手持灸和工具灸哪种效果好

手持灸是运动的、手动的方式艾灸，可以带动气在体内的运动，而工具灸则是静止的，热能或者气的传导比手持灸差。

十、艾灸条为何掉火星

艾条有良、莠之分。艾条中的艾绒以陈艾为佳，这正如孟子在《孟子·离娄上》中所说："七年之病，求三年之艾。"艾绒放置的时间长，其中所含的挥发油挥发掉了，燃烧起来热力持久而柔和；如果艾绒选用新艾，特别是当年的，由于其挥发油含量高，就容易出现"啪、啪"的响声，如果所买的艾条内含杂质如叶梗之类，则容易掉火星。

十一、何为灸感

施灸过程中，患者自我感觉到热感、痒麻感、蚁行感、冷感、传导感等一系列反应，称为灸感。此为艾灸得气，当灸感消失也就达到了透灸的效果。灸感是一种自身阳气的变化。这种气的变化，根据不同的体质可以表现为酸、麻、胀、痛、痒、冷、热、风、寒、凉十种灸感。这些灸感出现时是多样化的，有时像蚁爬，有时像流水，有时像冷风吹，有时忽隐忽现。灸感的意义在于反映经络是否敏感。有灸感，灸感强，说明自身经络通畅，作用快；没有灸感并非没有效果，只是表示经络中病气瘀积严重，需要时间开瘀散阻。根据不同时间阶段施灸所表达出的不同作用，可分为三个阶段：

（1）**第一阶段**：艾火循经所表现出的温热灸感具有透热、传热、扩热三种形态。①透热：艾火的温热之气会沿机体的表层向深层穿透，具有灸前透后、灸后透前的作用，从施灸点皮肤直接向深部组织穿透，甚至直达胸腹腔脏器。②扩热：艾火的温热之气会沿身体的一点向周围扩散，有灸一点扩一片的作用，灸热以施灸点为中心向周围扩散。③传热：艾火的温热之气会沿一定的经络或方向向远端传递，具有灸上传下、灸下传上的作用，以施灸点开始循经络向远部传导，甚至直达病所；施灸部位不热或微热，而远离施灸部位的病所处甚热；表面不热或微热，皮肤下深部组织，甚至胸腹腔脏器感觉很热。灸感传导之处，病症随之缓解。

（2）第二阶段（正邪相搏）：麻、胀、酸、沉、痛是施灸时第二阶段出现的静态灸感，是体内正气与邪气做斗争的正常反应。当艾火循经出现温热灸感时，会激发促使体内的气血运行，遇到病灶的邪气时就会发生激烈的斗争，从而会在病灶或病灶所属的经络出现麻、胀、酸、沉、痛的静态灸感。

（3）第三阶段（邪衰正盛）：风、凉、寒是施灸时第三阶段出现的动态灸感，是体内正气强而邪气弱，邪气被排出体外的良性反应。表明了体内的正气开始将邪气排出体外。所以出现酸、麻、胀、痛、痒等感觉是属于正邪相搏的阶段，不用担心，是正常的艾灸感觉。

十二、热敏灸是什么

热敏灸是采用艾条悬灸热敏化的腧穴，激发喜热、透热、扩热、传热、局部不（微）热远热、表面不（微）热深部热、非热觉等热敏灸感和经气传导，并施以个体化的饱和消敏灸量，从而提高艾灸疗效的一种新疗法。操作中要求患者安静、放松、呼吸均匀，将意念守在作用穴位上。

十三、艾灸的排病反应有哪些

"排病反应"是指灸疗过程中，即使没有外界环境的诱因，大多数患者都会出现种种不适反应，如发冷、出冷汗、冒臭气、吐痰涎、腹痛、腹泻等，甚至多年前患过的病症都会重复出现。其原因在于病邪找到了出口。

艾灸的排病反应是毒素经皮肤、呼吸道、大小便等门道排出，有些患者反应较轻，有些患者反应较重，排病反应为疾病好转的反应。艾灸后有打喷嚏、流鼻涕、浑身肌肉骨节酸痛的表现，甚至有全身乏力、恶寒加重等反应，为素体风寒之邪排出的征兆。排痰湿的多表现为呕吐痰涎或腹泻，泻水样稀便，胶样黏稠大便。排火热邪毒多以疮痒、痈肿、发烧、类似湿疹伴奇痒，或大小便火烫灼热等反应形式外排。或者艾灸后疾病虽有复发，但是比以前患病时症状轻，且较快痊愈。出现排病反应后继续施灸，症状可减轻。

（1）出汗：艾灸过程中或灸后出汗，持续几天或更久。

（2）红疹：出汗一个阶段后，开始出现红疹，为人身真阳元气充足，驱赶寒邪外出的表现，继续灸，疹可渐消。

（3）排尿增多：灸后尿频者，提示泌尿系统功能减退，女性也可是妇科问题。可以适当多喝水。

（4）排稀便：排病气，一般胃肠问题多，或有肿瘤。

（5）发热：初次艾灸可能会有发热症状，可以多喝水，或于督脉和膀胱经刮痧、拔罐。

（6）咽痛、牙痛：多喝水或绿豆粥，重者停灸，症状消失后再灸，一般反复几次。

（7）头晕、耳鸣：可以停下来，休息几日，如反应迟迟不消失，可在大椎点刺放血或刮痧。

（8）精神反应：类似抑郁现象，可以找人诉说，可以外面大哭或大喊，要发泄出来，不要郁心里。郁气的外排的表现为烦躁易怒，悲伤或委屈易哭，多伴有打嗝、肛门排气等反应。

（9）肢体冰凉：艾灸一段时间后可出现，提示身体阳虚明显，寒气盛，需要继续艾灸。

（10）皮肤奇痒：说明风邪在表，如果灸一段时间出现这种情况说明风邪较深，坚持灸即可缓解。

（11）妇科疾病：分泌物褐色或水样、脓稠，此为艾灸在辅助调整和消炎，过一个阶段分泌物会渐减少。

（12）出现水疱：灸到一定程度，体内寒邪外排所致（烫伤除外），可以用针刺破，继续艾灸即可，一般不用包扎；也可用针刺破后将艾灰直接涂到水疱上，期间可能不断有水排出，1～2周可愈，期间患者尽量不要碰水。

（13）疾病加重：原因可能有二，①人体正气已被激发，但经络还未疏通，正邪斗争加剧，坚持灸会有好转；②不适合艾灸治疗或取穴配穴不正确，需要重新辨证。

注意：如果症状严重，可暂停艾灸。排病反应最好不要用药物控制，以免降低效果或出现不良反应，可因势利导，如高热病人三天不退，可用刺络放血、拔罐、刮痧等。无论是服中药，还是艾灸，还是其他中医治疗方法，都有可能出现排病反应，而这恰恰可能是正气来复，祛邪外出的佳兆。

十四、艾灸的其他反应有哪些

（1）失眠：尤其是初次艾灸，多伴疲倦无力，或嗜睡，继续艾灸会明显改善。

（2）艾灸走窜现象：如艾灸中脘，会有肝区不适，或有胃脘部不适，可能是肝有隐患或胃有疾病，艾灸主动帮助调整，这是艾灸的通窜功能。人体"阴阳"的升降有固定规律，元气充足，"阴阳"就必定按照其规律运行，该升的自然会升，该降的自然会降。

（3）上火，口干舌燥：说明阴阳正在调整，阳不胜阴。

①原因：一是上热下寒中气虚，多为虚火上浮；二是气血严重不足，稍动则累。如果是气血不足者，除了艾灸，还需要配合调节气血的药物。

②处理：适当控制艾灸的火力和时间；多喝温开水，适当补充水分；灸涌泉、太溪、足三里，或盐水泡脚，引火下行；掐压太冲穴降肝火；适当做伸展运动，疏通全身经脉，避免瘀滞。

（4）消化系统反应：腹内气流走动、肠蠕动、腹中鸣响、矢气、打嗝等。此为腹内气机运转良好，中焦气机通畅，说明疾病很快会有明显好转。

（5）大小便异常反应：小便中会出现白色沉淀物，此为排泄积滞、病邪消散的征兆；大便增多，呈黑色球状硬便、黑色柏油样便、白色黏脓样大便或水样便等。为肠中积滞开通、湿浊通下的表现。积滞排出后，患者的精神体力会明显恢复，食欲大增，疾病明显好转。

十五、艾灸的不良反应有哪些

（1）头晕：初灸时，特别是灸百会穴时明显，此为经络不通、瘀滞严重，火性炎上或积聚于上所致，可减少灸量，继续灸2~3天。若头晕减轻，可继续进行；若头晕加重，则先灸下部穴位，再灸上部穴，或停止灸。

（2）口苦、胃反酸：灸足三里时会出现，多因胆火盛，胃阴虚，平时胃酸过多所致，可灸阳陵泉代替足三里。

（3）过敏：主要由艾烟引起。常见有扁桃体肿大、咽痒、目痛、咽鼓管痒和昏睡，有时胸中发热或烦躁等，可中止艾灸治疗或尽量减少艾烟量，必要时及时就医。

十六、艾灸红印何时消除

一般艾灸时，在穴位上灸出潮红的玫瑰红色，说明治疗效果好。其皮肤色泽的消退则需慢慢消退。一般需半个月左右的时间。但由于存在个体差异，个别人则需要更长的时间。

十七、如何防止烫伤

对于昏厥、局部知觉减退的病人或小儿等，操作者可将食、中两指置于施灸部位的两侧，通过操作者手指的感觉来测知病人局部的受热程度。

施灸过程中，随时询问患者有无灼痛感，调整距离，防止烧伤，及时弹去艾灰，如局部皮肤产生烧灼、热烫的感觉，应立即停止治疗。

十八、艾灸的烟雾有害吗

有人害怕艾灸烟雾对身体有害而不敢艾灸。而实际上有实验已证实艾烟具有抑菌、杀菌、抗病毒的作用，包括常见的革兰阴性及阳性菌、真菌、抗酸杆菌等。所以艾烟对身体好处多多，但是若是闻着烟雾难受可以加强室内通风。

十九、艾条怎么熄灭

可采用隔绝空气法。放在瓶子等容器里，盖严，艾条会自然熄灭。

二十、为何艾灸后自我感觉有疲倦和精力旺盛之分

这跟患者的体质有关。若是阳气虚的人，艾灸后会犯困；若是阴气虚的人，艾灸后会很精神。但是坚持艾灸后，阴阳调和，这种现象会逐渐缓解。

二十一、灸后为何拉肚子

有人胃有寒，做艾灸时感到很舒服。但是做完之后，突然感觉肚子不舒服，要拉肚子，这是怎么回事？

这是因为"寒者热之"，胃寒采用艾灸的方法很对，因此艾灸时感到很舒服。但灸后拉肚子，一般认为和艾灸的关系不大，可能是在艾灸时或艾灸后没注意保暖，受凉造成的。

二十二、灸后肚脐生黄水怎么办

有人反映在做熏脐疗法时，前几次都很好，但后来出现肚脐里流出黄水，而且很臭，究竟是怎么回事？怎么能让臭水止住？

这是因为肚脐又被称为神阙穴，其属于任脉，间接和全身十二

经脉相连，其下与小肠连接。体内湿热比较重，故在做熏脐疗法时，蕴积于体内的湿热被驱赶出，故为黄水；湿热蕴久，故生出异味。止住肚脐出水的方法很简单，可艾灸背部的命门穴，即可立竿见影，止住肚脐的黄水。

二十三、软组织扭伤取穴是健侧还是患侧

健侧、患侧两种方法皆可。如急症，则以患侧为佳。如左脚踝扭伤，可先艾灸左脚（患侧），取穴则以解溪、昆仑、太溪、阿是穴（肿痛部位）为主；如扭伤经久未愈，可取右脚（健侧），则为左病右治，效果也很好，取穴同上。这是因为人是一整体，其左、右两脚本应气血平衡，如果一侧偏盛，一侧偏衰，则偏衰一侧由于气血虚乏，则会关节松弛，易于扭伤。治疗则应补虚，采用艾条温和灸法施灸患侧；施灸健侧则应采用泻法，施以艾条雀啄灸。针对该病的经络失调状况，"补虚泻实"就可使机体两侧的阴阳平衡，经络畅通而治愈。一般治疗多以患侧为主。

二十四、艾灸后为何面部发红并外阴瘙痒

艾灸之后出虚汗、脸红、外阴瘙痒，实际上是邪气由体内向外发散或向外排泄，这就是引邪外出的现象。这也说明体内存在疾病隐患，应该继续艾灸，这种现象会逐渐减轻，并很快消失。

二十五、为何妇科炎症艾灸后白带变多了

一般来讲，患有妇科炎症者，白带都较多。平日白带不多是表面现象，这种现象表明身体中经络不通，代谢产物壅积于体内。艾灸可疏通经络，使壅积于体内的代谢产物顺利排出。所以说这是好现象，应继续坚持艾灸。伴随妇科炎症的好转，白带会逐渐减少，直至正常。

二十六、盆腔炎初次艾灸时间如何掌握

初次艾灸时间不宜太长。艾灸时间绝不是多多益善，任何事情都是要循序渐进的，艾灸治疗也是一样的道理。妇科炎症的产生，多是湿热壅盛，而使经络阻滞；在经络没有完全畅通的情况下，长时间的艾灸，则会使热量凝聚，而造成腹部不适。

二十七、为何为体内寒气重而艾灸后痛经不缓解

体内寒气重，病情较重而且病程较长，艾灸效果是不可能立竿见影的，要有耐心。灸字同"久"音，长期坚持灸，才会收到由量变到质变的效果。如在施灸时加灸关元穴，可能收效会更快，因为关元穴下即为子宫。

二十八、灸后月经为何不准时了

若有妇科炎症，做了几次艾灸后感觉很好。但发现月经没有按时来，这是因为妇科炎症一般是由于湿热下注，经络不通畅造成的。闭经，历来医家都认为"闭经者，闭阻也"，也是由于胞脉不通，血不下行造成的。在艾灸过程中，出现月经没按时而至的现象不用急，这是调理过程中出现的正常现象，而不是灸坏了。应继续施灸，当浊秽全部排出后，经络通畅了，伴随妇科炎症的好转，月经也会如期而至。

二十九、为何艾灸后经期变长了

如果平日性情急躁，想做艾灸护理，做了几次艾灸之后，可能会出现月经淋漓不断的现象。宋代《妇人大全良方》中说："夫妇人崩中漏下者，由劳伤气血，冲任之脉虚损故也。"月经淋漓不止，应为漏下。究其原因，和平日情绪急躁有关。一般来说，凡是性急者，多有肝郁，郁久可化热，热则可损伤冲任，使体内留有漏下的隐患，而艾灸使其暴露，为消除隐患提供了方向。可先止漏，方

法是艾灸双脚大踇趾内侧的隐白穴；血止后则可疏肝解郁，艾灸期门、肝俞、太冲等穴，以治其本。

三十、为何艾灸后月经不调了

有些患者艾灸以前月经正常，但艾灸后月经却不调了，出现月经错后，有血块，颜色暗。究其原因，是因为过去虽然月经表面看起来正常，但根据月经有血块、颜色暗来判断，应该由宫寒或气滞而造成的经络不畅现象。宜继续施灸，可选取关元、归来、三阴交等穴位。月经很快就会真正正常了。

三十一、人流术后做艾灸为何有血块排出

艾灸对人体有养护作用。做过人流术后，虽然恶露已尽，但艾灸后又有血排出。此时排出的血，实际上是做人流术之时未完全排出体外的离经之血，这些血溢于脉外，久则成瘀，则会变黑，凝聚成块。它的排出，实际上是好现象，避免瘀血积聚阻塞经络，从而引发其他病变。应继续施灸，将离经之血全部排出，艾灸治疗才可对盆腔进行修复和养护。这也正如唐容川在《血证论》中所说："吐衄便漏，其血无不离经……经隧之中，既有瘀血踞住，则新血不能安行无恙……故以祛瘀为治血要法。"同时，应该注意以下几点：①在人流术后的一个月内不宜同房，以免感染；②不可吃刺激性食物如辣椒、醋、烧烤、酒，以及寒凉性食物如螃蟹、田螺、河蚌等；③可试服食疗汤。如鸡蛋红枣汤：鸡蛋两个，红枣 10 个，红糖 60g。锅内放水煮沸后打入鸡蛋，水再沸后加红枣及红糖，文火煮 20 分钟。

三十二、艾灸如何治疗痛经

若艾灸者患有痛经，月经来潮时做艾灸，可能当时疼痛感减

轻，但下月又会发生，这是因为任何治疗方法都不是一劳永逸的，必须按疗程施治。一般讲，治疗痛经最好要经过3个月经周期。在痛经时，每天艾灸1～2次，月经结束后，可每周艾灸2～3次，直至下个月月经来潮；如本次月经不痛，可不灸，至月经结束后，可每周艾灸2～3次，如此3个月周期可见疗效。

三十三、艾灸为什么可以减肥

肥胖与脾胃不和有关。艾灸可以健脾益胃，可以灸中脘、神阙、天枢、关元、足三里、阴陵泉、丰隆、三阴交等穴。

三十四、为何高血压和低血压都取同一个穴

这属于中医异病同治的理论。百会穴为三阳五会穴，具有双向调节作用，血压高者可降低血压，血压低者可升高血压。故这两种疾病，采用艾灸的方法治疗都是很好的选择。但是，它调节血压并不是无限制的，而是以"平"为期，即达到了正常就停止调节了。

三十五、出现头晕和血压增高如何进行艾灸

艾灸处方：取风池、百会、三阴交、太阳等穴位。

操作方法：温和灸，每穴5～10分钟，灸至皮肤红润灼热，每日1～2次，10次为1个疗程。

注意事项：定时监测血压。发生眩晕时，尽量卧床休息。若出现头痛剧烈、呕吐、血压明显升高、视物模糊应即停止施灸，并尽快就诊。应用降压药物时，注意监测血压动态变化，避免降压速度过快，并保持大便通畅，勿屏气或用力排便。

三十六、出现神疲乏力如何进行艾灸

艾灸处方：取涌泉、足三里、肾俞、太溪穴。

操作方法：温和灸，每天每部位 1 次，每次 10 分钟，使局部有温热感，以不感烧灼为度，直到施灸的皮肤温热红晕为度。

注意事项：注意劳逸结合，早期预防疾病，合理安排生活。如果出现神疲乏力等病症，务必要重视，及时休息，以消除疲劳、恢复精力和体力，增强机体免疫力。

三十七、出现腰膝酸软如何进行艾灸

艾灸处方：取肾俞、气海、关元、志室、足三里穴。

操作方法：回旋灸，每穴 5 ～ 10 分钟，灸至皮肤红润灼热，每日 1 ～ 2 次，10 次为 1 个疗程。

注意事项：平常注意保持正确的坐姿，避免淋雨，不要坐在潮湿的地面上，避免房事及劳累过度等，这些都可以降低肾虚腰部不适的发生概率。除此之外，用热水袋外敷腰部，也可改善局部血液循环，有效缓解腰膝酸软症状。

三十八、出现恶心呕吐如何进行艾灸

艾灸处方：取内关、足三里、合谷、膈俞、胃俞、神阙等穴。

操作方法：温和灸，每天每部位 1 次，每次 10 ～ 15 分钟，使局部有温热感，以不感烧灼为度，直到施灸的皮肤温热红晕为度。

注意事项：保持口腔清洁，舌面上放鲜姜片，以缓解呕吐。口中有氨味者，予以冷开水或饮柠檬水漱口。

三十九、出现皮肤瘙痒如何进行艾灸

艾灸处方：取曲池、合谷、血海、足三里等穴。

操作方法：温和灸，每天每部位 1 次，每次 10 ～ 15 分钟，使局部有温热感，以不感烧灼为度，直到施灸的皮肤温热红晕为度。

注意事项：勤剪指甲，避免用力搔抓皮肤，避免皮肤破溃，穿

着柔软棉织品，避免化纤、羽绒、羊绒等织品，沐浴或泡脚时水温40℃以下。

四十、出现泡沫尿如何进行艾灸

艾灸处方：取气海、关元、足三里、肾俞、脾俞等穴位。

操作方法：回旋灸，每穴 5～10 分钟，灸至皮肤红润灼热，每日 1～2 次，10 次为 1 个疗程。

注意事项：大量泡沫尿（蛋白尿）患者，以卧床休息为主，适度床旁活动，卧床时需定时翻身，做足背屈、背伸等动作，病情缓解后，可逐步增加活动量，同时做好口腔、皮肤、会阴等护理，避免因感染致病情反复，蛋白尿增加。

四十一、出现血尿如何进行艾灸

艾灸处方：取肾俞、关元、足三里与命门、气海、三阴交两组穴位交替、间歇应用。

操作方法：温和灸，每穴 5～10 分钟，灸至皮肤红润灼热，每日 1～2 次，10 次为 1 个疗程。

注意事项：定期检查尿液，观察尿红细胞量的增减、反复与日常生活的相关性，如活动、睡眠、疲劳等，以及有无感染等因素影响。